DER KOPFSCHMERZ

MIT EINEM ANHANG:
RÖNTGENOLOGIE BEI KOPFSCHMERZEN

VON

PROFESSOR DR. **ARTHUR SCHÜLLER**
UND
PRIMARARZT DR. **JOSEF WILDER**
IN WIEN

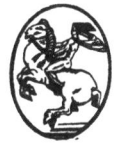

WIEN UND BERLIN
VERLAG VON JULIUS SPRINGER
1934

ISBN-13: 978-3-7091-9652-6   e-ISBN-13: 978-3-7091-9899-5
DOI: 10.1007/978-3-7091-9899-5

ALLE RECHTE, INSBESONDERE DAS DER ÜBERSETZUNG
IN FREMDE SPRACHEN, VORBEHALTEN

COPYRIGHT 1934 BY JULIUS SPRINGER IN VIENNA

Inhaltsverzeichnis.

                                                                       Seite
Einleitung 1
Anatomische Vorbemerkungen 2
   Die sensiblen Nerven des Kopfes 2
   Blut- und Liquor-Zirkulation im Schädelinnern 5
Untersuchungsmethoden des Schädels 6
Kopfschmerzen bei Erkrankungen der äußeren Weichteile des
   Kopfes und des Schädelknochens 7
Kopfschmerz bei Schädeltraumen 11
Kopfschmerzen bei Erkrankungen der Hirnhäute 16
Meningismus 17
Kopfschmerzen bei intrakraniellen Neubildungen 19
Kopfschmerz bei Encephalitis 21
Kopfschmerz bei Hirnabszeß 23
Kopfschmerz bei Infektionskrankheiten 23
Kopfschmerz bei Gefäßerkrankungen 25
Vasomotorischer Kopfschmerz 30
   a) Kopfschmerz bei Zirkulationsstörungen 31
   b) Der angiospastische Kopfschmerz 33
   c) Migräne 36
   d) Angioparalytischer Kopfschmerz 48
Neuralgischer und neuritischer Kopfschmerz 51
   Die Supraorbitalneuralgie 54
   Die Okzipitalneuralgie 54
Allergischer Kopfschmerz 64
Toxischer Kopfschmerz 66
Kopfschmerz bei Stoffwechselerkrankungen 67
Der menstruelle und der Graviditätskopfschmerz 68
Kopfschmerz bei inneren Erkrankungen 68
Psychoneurotischer (psychogener) Kopfschmerz 69
Der neurasthenische Kopfschmerz 73
Kopfschmerz bei Nasen-, Ohren- und Augenerkrankungen 74
Röntgenuntersuchung 80
   Röntgenbehandlung der Kopfschmerzen 86
Sachverzeichnis 87

Einleitung.

Das Problem des Kopfschmerzes interessiert in gleicher Weise den Arzt wie den Laien. Handelt es sich doch um ein Krankheitsphänomen, welches kaum von einem anderen an Häufigkeit übertroffen wird. Wenigen Menschen bleibt es bis an ihr Lebensende erspart. Es gibt kein Spezialfach der Medizin, welches nicht den Kopfschmerz zumindesten als Begleiterscheinung verschiedener Krankheiten kennen würde. Und doch müssen wir es offen bekennen: wir wissen nicht, was der Kopfschmerz ist. Viel Einzelarbeit ist geleistet worden, viele Hypothesen wurden aufgestellt; nichtsdestoweniger ist uns dieses banalste aller Krankheitsphänomene in seinem Wesen, in seinen Ursachen und seinem Kommen und Gehen weniger klar als so manches ganz seltene medizinische Phänomen.

Glücklicherweise muß man bei näherem Studium der Frage das Gefühl gewinnen, daß wir uns heute der Lösung dieses uralten Rätsels langsam nähern. Und diese langsame Klärung erfolgt in zweierlei Richtungen: Zuerst hat uns die Medizin des 19. und 20. Jahrhunderts gelehrt, das Symptom des Kopfschmerzes zu klassifizieren, zu spezialisieren, zu lokalisieren. Und in demselben Maße wurde aus der Krankheit „Kephalea" immer mehr das Symptom „Kephalea", ein Symptom der verschiedenartigsten Krankheitszustände. Daneben sind aber auch die modernen Bestrebungen zu erwähnen, welche die Tendenz zeigen, statt der isolierten Betrachtung des Phänomens und seiner nächsten Verbundenheiten die ganze „Person" zu erfassen und das Symptom als Teilerscheinung einer Reaktion des ganzen psychophysischen Individuums zu betrachten. Dies führt dazu, daß man beim Kopfschmerz — und mit guten praktischen Ergebnissen — sich auch für Dinge interessiert, welche man früher als zu weit entlegen angesehen hätte, wie z. B. allergische Phänomene u. dgl.

Wir wollen jedoch bei einer Darstellung des Problems, welche hauptsächlich für den Gebrauch des praktischen Arztes bestimmt ist, den gewohnten Denkrahmen nicht verlassen. Die Gliederung unseres Stoffes erfolgt in der üblichen Weise nach ätiologischen und nach anatomischen Gesichtspunkten zugleich. Unser Leitgedanke ist die **rationelle Therapie**, und da der Kopfschmerz doch bloß als Symptom zu bezeichnen ist, ein Symptom verschiedenartiger Zustände, die auch verschieden behandelt werden müssen, betonen wir hauptsächlich **differential-diagnostische Momente**. Eine möglichst individualisierende Spezialdiagnostik soll unseren Lesern nahegebracht werden. Die Therapie ergibt sich dann von selbst.

Anatomische Vorbemerkungen.

Die sensiblen Nerven des Kopfes.

Von den Gebilden des Kopfes sind die äußeren Weichteile (behaarte Kopfhaut, Galea aponeurotica und Pericranium), das Auge, die Schleimhäute der Nase und der Nebenhöhlen sowie der Mundhöhle, die Zähne, die Gelenke des Kopfes und die harte Hirnhaut reichlich mit sensiblen Nerven versorgt, während die Schädelknochen und das Gehirn nahezu unempfindlich sind.

An der sensiblen Versorgung der Gebilde des Kopfes sind folgende Nerven beteiligt: der Trigeminus, der Vagus und Glossopharyngeus, die oberen vier Zervikalnerven und der Sympathicus. Am ausgedehntesten ist der Verbreitungsbezirk des Trigeminus. Seine Äste verteilen sich in der vorderen Hälfte des Kopfes bis zu einer Linie, welche an der Haut vom Scheitel über das Ohr zum Kinn zieht, an der Schleimhaut durch die Eustachische Tube und den äußeren Gehörgang (entsprechend der ersten Kiemenspalte) verläuft. Der erste Ast verzweigt sich vorwiegend in der Stirn und im Auge, der zweite im Oberkiefer-, der dritte im Unterkiefergebiet und Schläfenbereich. Die Schleimhäute der Nebenhöhlen werden größtenteils von den Fasern des ersten und zweiten Trigeminuszweiges versorgt. Der sensible Teil des Nervus facialis (der Wrisbergsche Nerv) versorgt einen kleinen Bezirk der Haut des äußeren Ohres. (Der intensive Schmerz im Anfangsstadium der Facialislähmung, zumeist in der Ohr- und Mastoidgegend lokalisiert, beruht auf der Mitbeteiligung der sensiblen Facialisanteile.) Der Nervus glossopharyngeus innerviert die Schleimhaut des Nasopharynx. (Die Neuralgien des Glossopharyngeus, welche zu den schwersten Formen der Neuralgie gehören, sind in der Tonsillengegend lokalisiert; der Schmerz strahlt gegen das Ohr aus. Intrakranielle Durchschneidung der Glossopharyngeus-Wurzel ist die einzige wirksame Behandlungsmethode dieser Neuralgie.) Auch der Vagus innerviert einen kleinen Hautbezirk im äußeren Gehörgang und an der hinteren Fläche der Ohrmuschel. Die hinteren Abschnitte der Weichteile des Kopfes beziehen ihre sensible Versorgung von den vier oberen Zervikalnerven mittels des Nervus occipitalis major und minor sowie des Nervus auricularis magnus.

In den letzten Jahren wurde der Rolle, welche dem Sympathicus bei der sensiblen Versorgung der Gebilde des Kopfes zukommt, besondere Beachtung geschenkt. Die Versorgung des Kopfes erfolgt durch den Hals-Sympathicus; dieser entspringt aus dem untersten Hals- und oberen Brustmark mittels des untersten zervikalen und der oberen thorakalen Rückenmarksnerven. Als Ursprungsstelle des Halssympathicus im Rückenmark wird das Seitenhorn (der zwischen Vorder- und Hinterhorn gelegene Teil der grauen Substanz) angesehen. Aus dem Rückenmark verlaufen die „efferenten" sympathischen Nervenfasern mit den vorderen Rückenmarkswurzeln zunächst zum Ganglion cervicale inferius oder stellatum, durchsetzen dann das Ganglion cervicale medium und enden im Ganglion cervicale supremum. Die aus diesem entspringenden („afferenten") Fasern bilden den Nervus caroticus, von welchem der die Carotis interna umspinnende Plexus caroticus seine Fasern bezieht. Die Endverzweigungen dieses Plexus beteiligen sich gemeinsam mit den drei Trigeminusästen an der Zusammensetzung mehrerer Ganglien, insbesondere des in der Augenhöhle liegenden Ganglion ciliare, des in der Fossa pterygomaxillaris liegenden Ganglion sphenopalatinum, des Ganglion oticum und des submaxillare. Unter diesen Ganglien kommt dem Ganglion sphenopalatinum, welches die sensible und vasomotorische Nasen-Gaumeninnervation besorgt, die größte Bedeutung zu; es liegt in der Fossa pterygopalatina, an der Außenfläche der Nasenhöhle, entsprechend dem hinteren Ende der mittleren Nasenmuschel.

Das Gehirn ist zwar das Zentrum der Schmerzempfindung, seine Substanz selbst ist aber nicht schmerzempfindlich. Nur der Thalamus opticus, eine Endstelle der sensiblen Leitungsbahnen, kann der Sitz von Schmerzempfindungen sein; ob allerdings auch Kopfschmerzen durch Thalamus-Erkrankungen hervorgerufen werden können, ist nicht bekannt. Von den Meningen ist die Dura nervenreich und stellenweise sehr schmerzempfindlich; die Arachnoidea enthält keine Nerven; die Pia erhält Fasern vom Sympathicus, die in Begleitung der Arterien verlaufen, sowie einzelne Fäden von mehreren Hirnnerven. Die Versorgung der nervenreichen Dura erfolgt durch den Trigeminus, Vagus und Sympathicus. Der erste Ast des Trigeminus versorgt durch die Ethmoidalnerven die Frontalgegend der Dura und mittels eines rekurrierenden Fadens das Tentorium (daher die fronto-supraorbitalen Kopfschmerzen bei Läsionen der hinteren Schädelgrube, wenn das Tentorium gehoben wird, und die Hinterkopfschmerzen bei Erkrankungen im Stirnbereich). Der zweite Ast des Trigeminus gibt meningeale Fäden für die mittlere Schädelgrube ab. Der dritte Ast des Trigeminus versorgt den Rest der mittleren Schädelgrube und die Scheitelgegend durch den Nervus spinosus, welcher gleich nach dem Austritt des dritten Zweiges aus dem Foramen ovale abgeht, durch das Foramen spinosum in die Kopfhöhle zurückläuft und alle Verzweigungen der Arteria meningea über die Dura begleitet. Der hintere Zweig versorgt auch die Mukosa der Mastoidzellen. Die Dura der hinteren Schädelgrube ist versorgt von einem rekurrierenden Zweig des sensorischen Ganglion des zehnten Hirnnerven (daher Schmerzen der hinteren Schädelgrube reflektorisch bei Abdominal- und Beckenerkrankungen).

Von praktischer Bedeutung ist die Kenntnis der topographischen Beziehungen der sensiblen Nerven des Kopfes während ihres extra- und intrakraniellen Verlaufes. Was insbesondere den Trigeminus betrifft, so erwähnen wir seine Nachbarschaft zur Arteria carotis interna (innerhalb des Sinus cavernosus) und zur Spitze der Felsenbeinpyramide, woselbst er in einer Tasche der Dura, dem Cavum Meckeli, zu liegen kommt. Der Durchtritt der Trigeminusäste durch enge Knochenkanäle der Schädelbasis und der Verlauf der Gesichtszweige des fünften Hirnnerven entlang den Wänden der Orbita und der Nebenhöhlen, sowie durch die Kieferknochen hindurch verdient besondere Betonung.

In aller Kürze sei auch des Verlaufes der zentralen Bahnen der sensiblen Kopfnerven Erwähnung getan. Die sensible Trigeminuswurzel läßt sich durch die Brückenarme hindurch bis in die Gegend der Fossa anterior der Rautengrube verfolgen, wo sich der sensible Trigeminuskern eingelagert findet; dort treffen auch die sogenannte absteigende und die spinale Trigeminuswurzel zusammen. Die absteigende Wurzel reicht, längs der Wand der Sylvischen Wasserleitung verlaufend, bis in die Gegend des vorderen Vierhügelpaares. Die spinale Wurzel läßt sich als wohl ausgeprägter Faserzug bis ins oberste Halsmark zum Kopf des Hinterhornes (in der Gegend des Tuberculum cinereum) verfolgen; an der medialen Seite dieses Faserzuges findet sich eine fortlaufende Kette von Ganglienzellen. Der sensible Trigeminuskern ist nichts anderes als das obere Ende dieser Zellkette; er erstreckt sich demnach eigentlich bis ins Halsmark zum Kopf des Hinterhornes herab.

Die Hirnbahnen des Trigeminus bilden mit denen der übrigen sensiblen Nerven die Schleifenkreuzung innerhalb des verlängerten Markes und der Brücke, ordnen sich zur Schleife und gelangen im weiteren Verlauf in die innere Kapsel, woselbst sie mit dem Sehhügel in Verbindung treten. Die Endstellen der sensiblen Bahnen liegen im Scheitellappen des Großhirns; die für die Sensibilität des Kopfes bestimmte Region entspricht dem unteren Drittel der hinteren Zentralwindung. Zufolge des in der Schleifenkreuzung erfolgenden Seitenwechsels der sensiblen Bahnen sind zentrale Schmerzen auf der dem zerebralen Herd entgegengesetzten Seite lokalisiert.

Blut- und Liquor-Zirkulation im Schädelinnern.

Für das Verständnis der bei Hirndrucksteigerung vorkommenden Kopfschmerzen ist eine kurze Darstellung der intrakraniellen Blut- und Liquorzirkulation des Kopfes erforderlich.

Durch die dem Gehirn allseitig knapp anliegende Schädelkapsel ist die intrakranielle Blutzirkulation erschwert. Die arterielle Blutversorgung des Schädelinnenraumes erfolgt vorzugsweise durch die beiden großen Gefäße der Hirnbasis, die Arteria carotis interna und vertebralis, ferner durch die Arteria meningea media. Die Blutabfuhr erfolgt durch die venösen Sinus der Schädelkalotte (Sinus longitudinalis und transversus) einerseits, das System des Sinus cavernosus andererseits; außerdem gibt es Verbindungen der intrakraniellen Venen mit dem innerhalb der Diploe des Schädeldaches verlaufenden Venensystem (Brechetsche Venen) und die Emissaria Santorini, welch letztere den Übertritt des Blutes aus dem intrakraniellen Raum in die äußeren Weichteile vermitteln. Durch diese kollaterale Zirkulation ist für einen Abfluß des Blutes aus dem Schädelinnern in die Venen der Diploe und in die äußeren Weichteile und somit für eine Entlastung des intrakraniellen Blutreservoirs Vorsorge getroffen. (Da das hinter der Ohrmuschel ausmündende Emissarium mastoideum zumeist das größte Kaliber unter den das Venenblut abführenden Gefäßen besitzt, so wurde diese Stelle als Applikationsort für die Anwendung ableitender Verfahren, wie zum Beispiel für die Anlegung von Blutegeln, gewählt.)

Von großer Bedeutung für die Ernährung, Blutversorgung und Funktion der intrakraniellen Weichteile ist auch eine ungestörte Zirkulation des Liquor cerebrospinalis. Die Produktion des Liquors erfolgt zum größten Teil in den Plexus chorioidei der Seitenventrikel. Der Liquor fließt durch die Foramina Monroi in den dritten und vierten Ventrikel, weiter durch den Aquaeductus Sylvii in den vierten Ventrikel, von wo er durch das Foramen Magendi und die Foramina Luschka in die äußeren Liquorräume, nämlich die basalen Zisternen und die Arachnoidalräume der Großhirnhemisphären gelangt. Die Resorption des Liquors erfolgt zum großen Teil mittels der Arachnoidalzotten in den Pacchionischen Granulationen, woselbst der Übertritt des Liquors in das Venenblut erfolgt. Durch Verengerung oder Verschließung der Abflußwege des Liquors kommt es zur Ausbildung der verschiedenen Formen des Hydrocephalus.

Untersuchungs-Methoden des Schädels.

Der Gang der Untersuchung bei Kopfschmerzpatienten berücksicht zunächst die durch Inspektion, Palpation und Perkussion des Schädels sich ergebenden Befunde. Durch die Besichtigung können Residuen von Verletzungen (Narben der Kopfhaut), Veränderungen der Gefäße (Venenerweiterung), Anomalien der Form und Größe des Schädels (Hydrocephalus, Turricephalie, Pagetsche oder akromegale Schädelvergrößerung) festgestellt werden. Mit Hilfe der Palpation trachtet man, Druckpunkte oder Schwellungen der äußeren Weichteile oder Unebenheiten (Vorwölbungen oder Eindellungen) der Schädeloberfläche ausfindig zu machen. Die Perkussion wendet man zwecks Feststellung von Klopfempfindlichkeit des Schädels an; gelegentlich gelingt es auch, durch Perkussion Schalldifferenzen verschiedener Partien der Schädelkapsel (Dämpfung des Klopfschalles bei Hirntumoren, Tympanismus bei Pagetscher Strukturveränderung des Schädels) zu erkennen.

Kopfschmerzen bei Erkrankungen der äußeren Weichteile des Kopfes und der Schädelknochen.

Die Kopfschmerzen, die auf schmerzhafte Affektionen der Kopfschwarte zurückzuführen sind, sind mannigfaltiger Art. Wir erwähnen in erster Linie die „rheumatischen" Schmerzen des Kopfes, welche teils neuralgisch-myalgischen Ursprungs sind, teils auf gelotischen Veränderungen oder Knotenbildungen des Bindegewebes beruhen dürften. Bei den „rheumatischen" Affektionen der Kopfschwarte sowie der Gesichts-, Hals- und Nackenmuskulatur kann man durch Betastung oder mäßigen Druck auf die Weichteile außer diffuser Hyperästhesie auch eine Reihe zirkumskripter schmerzhafter Bezirke feststellen, die aber nicht identisch sind mit den Druckpunkten der sensiblen Nervenäste; sie entsprechen den Ansatzpunkten der Muskeln (frontalis, temporalis, occipitalis, sterno-cleidomastoideus). Den schmerzhaften Stellen entsprechend tastet man Verdickungen der Weichteile und Schwielen in den Muskeln, runde, elastische, bei Anspannung der Muskeln vortretende, druckempfindliche Knoten. Die Behandlung der rheumatischen Kopfschmerzen erfordert die Applikation von Wärme (Thermophor, Diathermie, Blaulichtbehandlung, Profunduslampe), von Massage, Galvanisation, Schwitzprozeduren und antineuralgischen Medikamenten. Das elektrische Kopflichtbad (Brünings) verursacht eine kräftige lokale Hyperämie, welche für den übrigen Körper keine wesentliche Anstrengung bedeutet.

Die Methode der Massagebehandlung rheumatischer Kopfschmerzen ist die folgende: Während die vier Finger am Scheitel des Kopfes einen Halt suchen, macht man mit der Spitze des Daumens zarte, später kräftige, zirkuläre Reibungen; diesen Friktionen reihen sich dann Streichungen in der Richtung der Lymphgefäße und der Längsachse der Muskeln an. Schließlich wird die betreffende Stelle mit einem Vibrationsapparat durch 5—10 Minuten erschüttert. Die Dauer der Massagebehandlung beträgt zirka 5 Wochen. Ein weiterer therapeutischer Behelf bei anderen schmerzhaften Affektionen des Kopfes ist die Halsmassage;

sie betrifft vorzugsweise die Sterno-cleidomastoidei und die auf und neben den Muskeln liegenden Gefäße.

Die bei Kopfverletzungen auftretenden Blutergüsse der Kopfschwarte hinterlassen Narben, welche jahrelang andauernde, bei körperlicher und geistiger Anstrengung sowie bei Witterungsänderung exazerbierende Kopfschmerzen verursachen können. Ihre Behandlung entspricht der für die Therapie der rheumatischen Schwielen angewendeten.

Die bakteriellen Entzündungen (Erysipel, Phlegmone, Furunkel, Infiltrate nach Insektenstichen) gehen mit intensiven Schmerzen der Weichteile des Kopfes und Gesichtes einher. Linderung dieser Schmerzen kann, soweit nicht chirurgische Maßnahmen nötig sind, durch Wärmeapplikation, Röntgenbestrahlung, interne oder subkutane Verabreichung von Medikamenten (Nervina und Narkotika) erzielt werden.

Erkrankungen der Schädelknochen können intensive Kopfschmerzen verursachen. Da sind zunächst die durch prämature Nahtsynostose bedingten Schädeldeformitäten, unter denen der Turmschädel am häufigsten zur Beobachtung kommt. Durch den vorzeitigen, meistens schon beim Fötus auftretenden Verschluß der Nähte kommt es zu einer Verengerung des Schädelfassungsraumes (Craniostenose). Je nachdem, ob alle oder nur einzelne Nähte synostosieren, treten verschiedene Grade der Verengerung in Erscheinung. Sind alle Nähte prämatur obliteriert, so entsteht eine gleichmäßige Verkleinerung des Schädels (Mikrozephalie); sind dagegen nur einzelne Nähte verschlossen, so kann sich der Schädel in den übrigen Nähten kompensatorisch ausweiten, es bilden sich auf diese Art abnorm hohe (turrizephale), abnorm lange (skaphozephale) oder asymmetrische (plagiozephale) Schädelformen aus. Da das Gehirn der kraniostenotischen Schädel normales Wachstum und daher normale Größe zeigt, tritt häufig ein Mißverhältnis zwischen Gehirn und Schädel in Erscheinung. Bei den Trägern kraniostenotischer Schädel stellen sich daher meistens schon von Kindheit an hartnäckige Kopfschmerzen ein, die sich anfallsweise zu unerträglicher Intensität steigern können, wobei migräne- oder meningitisähnliche Bilder (Erbrechen, Fieber, Nackenstarre) in Erscheinung treten. Auch epileptische Anfälle kommen gelegentlich vor. Häufig werden die Hirnnerven, vor allem der Sehnerv, aber auch der Olfactorius, Acusticus und Trigeminus, durch den Hirndruck und die Deformierung der Schädelbasis in Mitleidenschaft gezogen.

Während normalerweise das Gehirn innerhalb der Schädelkapsel einen beträchtlichen Spielraum hat (etwa 10% des Schädelfassungsraumes sind mit dem leicht verdrängbaren Liquor gefüllt), ist bei der Kraniostenose fast kein Liquor vorhanden. Die Oberfläche des Gehirns liegt der Schädelinnenfläche dicht an; selbst eine geringfügige Zunahme des Schädelinhaltes, z. B. eine geringe Schwellung des Gehirns, kann die Ursache schwerster Hirndrucksymptome werden. Therapeutisch wirkt Röntgenbestrahlung des Gehirns zuweilen günstig. Nicht selten müssen druckentlastende operative Eingriffe (mehrfache Trepanation) durchgeführt werden.

Die durch luetische Entzündungen der Schädelknochen hervorgerufenen hartnäckigen Kopfschmerzen können sowohl im sekundären als auch besonders im tertiären Stadium der syphilitischen Affektion auftreten. Charakteristisch ist ihr klopfender Charakter und ihre Verstärkung zur Abend- und Nachtzeit (Dolores osteocopi nocturni). Anatomisch liegt diesen Schmerzen eine vom Periost („Tophus") und den diploetischen Venenkanälen ausgehende Entzündung (Osteoperiostitis) zugrunde. Oder es bilden sich gummöse Infiltrate und Zerstörungen des Knochens, welche umschriebene oder sehr ausgedehnte Bezirke der Schädelkalotte befallen und zur Bildung großer Sequester Veranlassung geben können. Die Gegend der Tubera frontalia ist ein Lieblingssitz der Tophi und Gummen.

Bei der syphilitischen Erkrankung der Schädelknochen läßt sich oft genug durch Inspektion, Palpation und Perkussion ein positiver Befund feststellen. Tophi und Gummen verursachen umschriebene, buckelartige Vorwölbungen; bei der diffusen Osteoperiostitis des Schädeldaches kann die Kopfschwarte auf weite Strecken uneben, vorgewölbt und verdickt sein. Ausgedehnte Zerstörungen und Sequestrierungen der Schädelkapsel können sich bei der Betastung durch Krepitation, Eindrückbarkeit oder Pulsation der Calvaria, und ebenso wie die oben erwähnten geringfügigen Veränderungen des Schädels durch exzessive Schmerzhaftigkeit der Kopfschwarte beim Betasten und Beklopfen verraten. Andererseits fehlen zuweilen trotz Vorhandenseins syphilitischer Infiltrationen der Diploe palpatorisch oder perkutorisch feststellbare Symptome völlig.

Therapeutisch reagieren die Kopfschmerzen bei syphilitischen Erkrankungen des Schädelknochens prompt auf Jod. Man verwendet große Dosen Jodnatrium (1—4 Gramm täglich, je nach der Toleranz). Auch lokale Applikationen von Jodsalben oder Uguentum cinereum sind empfehlenswert.

Vom differentialdiagnostischen Standpunkt ist für die Annahme einer luetischen Erkrankung des Schädels als Ursache von

Kopfschmerzen einerseits ein charakteristischer Röntgenbefund, andererseits der prompte Erfolg antiluetischer Therapie, insbesondere der Jodbehandlung, bedeutungsvoll.

Ähnlich wie die syphilitische kann auch die tuberkulöse Erkrankung der Schädelknochen zur Entstehung hartnäckiger Kopfschmerzen Veranlassung geben. Die tuberkulöse Entzündung, welche von den äußeren Weichteilen oder von der Dura ihren Ausgangspunkt nimmt und nicht selten zur Bildung eines kalten Abszesses der Schädelaußenfläche führt, läßt sich schon ex juvantibus gegenüber der Lues cranii differenzieren; bei ihr hat eine spezifische Behandlung keinen Einfluß auf die Intensität der Kopfschmerzen.

Zu erwähnen ist noch die nach Verletzungen des Schädels sowie im Gefolge von Entzündungen der Nase und der Nebenhöhlen, der Orbita, des Mastoids und der Zähne auftretende Osteomyelitis der Schädelknochen. Zu den selteneren Entzündungen des Schädelskelettes gehört die aktinomykotische Affektion.

Unter den Dystrophien des Schädelskelettes kommt der Pagetschen Ostitis deformans als Ursache von Kopfschmerzen eine größere Bedeutung zu. Ihr Auftreten im höheren Alter, die durch sie hervorgerufene Größenzunahme und Verunstaltung des Kopfes, der tympanitische Perkussionsschall des Schädels und ein charakteristischer Röntgenbefund ermöglichen die Diagnosenstellung. Die Pagetsche Ostitis deformans führt infolge der durch die Knochenerweichung herbeigeführten Deformierung der Schädelbasis zur Dehnung und Kompression der sensiblen Hirnnerven (insbesondere des Occipitalis und des Trigeminus). Diese Schmerzen sind therapeutisch schwer beeinflußbar.

Von den Geschwülsten des Schädels erwähnen wir als Vertreter der gutartigen Blastome die Osteome und Osteochondrome. Sie sitzen mit Vorliebe an den Wänden der Nebenhöhlen und der Orbita, in der vorderen oder mittleren Schädelgrube. Wenn sie auch jahrelang latent bleiben können, so erzeugen sie doch nicht selten im Laufe ihrer Entwicklung durch Verlegung der Abflußöffnungen der pneumatischen Hohlräume oder durch Druck auf die sensiblen Nervenstämme schwere Neuralgien oder neuralgiforme Kopfschmerzen. Die malignen Geschwülste des Schädels, und zwar sowohl die primären (Sarkome) als auch die metastatischen Tumoren (bei primären Karzinomen der Schilddrüse, der Mamma, der Prostata) können durch Infiltration des Periostes und der Dura und durch Übergreifen auf die Nervenstämme der Hirnbasis intensive Kopfschmerzen verursachen. Die Therapie der genannten Geschwülste ist eine vorwiegend operative; daneben kommt Röntgenbestrahlung und symptomatische Behandlung in Betracht.

Bei Belastungsdeformitäten der Schädelbasis (namentlich bei „basilarer Impression" infolge Rachitis, Pagetscher Ostitis, Osteomalazie oder angeborenen Anomalien der die Kopfgelenke konstituierenden Skeletteile) kommt es durch Druck und Zerrung der sensiblen Nerven des Hinterkopfes zu Occipitalneuralgien. Sie werden durch orthopädische Maßnahmen günstig beeinflußt.

Auch als Teilerscheinung entzündlicher Affektionen und deformierender Arthrosen der Kopfgelenke und der Halswirbelsäule treten Hinterhauptsschmerzen, ebenso Neuralgien im Trigeminusgebiet, nicht selten in Erscheinung. Erkrankungen des Kiefergelenkes gehen mit lokalen und irradiierten Schmerzen neuralgischen Charakters einher.

Kopfschmerz bei Schädeltraumen.

Hier muß man unterscheiden den im unmittelbaren Anschluß an die Verletzung auftretenden Kopfschmerz von dem Kopfschmerz als späterem Folgezustand des Traumas. Meistens ist das Schädeltrauma schmerzhaft und hinterläßt den typischen Wund- und Knochenkopfschmerz. Es ist jedoch auffallend, wie oft besonders bei Schädelschüssen über keinerlei Kopfschmerz geklagt wurde, so daß man im Kriege das Auftreten eines heftigen, dauernden Kopfschmerzes als suspekt auf Abszedierung oder Meningitis angesehen hat. Man muß übrigens bei Schädelverletzungen an die Häufigkeit des sogenannten Contrecoup denken, d. h. daß die Schädelfraktur oder die intrakranielle Blutung nicht an der Stelle der Verletzung, sondern an der gegenüberliegenden Stelle erfolgt und daß daher über Schmerzen an der dem Trauma gegenüberliegenden Partie des Kopfes geklagt wird. Die Schädelverletzten klagen aber auch sowohl unmittelbar nach der Verletzung wie auch später hie und da über streng lokalisierte Schmerzen an Stellen, welche weder mit der Verletzung noch mit dem Contrecoup etwas zu tun haben. Da es sich dabei öfters um einen ganz oberflächlichen, brennenden, sehr heftigen, meistens intermittierenden Schmerz handelt, kann man in diesen Fällen an Verletzungen der peripheren oder der sympathischen Nervenzweige für Haut und Knochen denken; wenn z. B. der Trigeminus oder die Cervikalnerven verletzt worden sind, lokalisiert sich der

Schmerz gerne an der Grenze des betreffenden Sensibilitätsbezirkes, also zumeist am Scheitel. Bald nach der Verletzung, d. h. meistens schon innerhalb der ersten Stunden danach, pflegt sich in der Regel ein mehr diffuser, dumpfer, drückender, manchmal leiser, manchmal sehr heftiger Schmerz einzustellen, der sein punctum maximum nicht immer, aber öfters in der Stirne oder im Hinterhaupt hat. Hier spielt bereits die beginnende Schwellung des Gehirns, die Schwellung und seröse Transsudation der Meningen, die Commotio, manchmal auch die Contusio cerebri eine Rolle; wir konstatieren die bekannten Erscheinungen des Hirndruckes.

Die Therapie dieser Zustände besteht in absoluter Ruhe, daher reichlicher Verwendung von Analgeticis und Narcoticis, Eisumschlägen oder Kopfkühler, Dextroseinjektionen, therapeutischer Lumbalpunktion (Vorsicht bei blutig tingiertem Liquor wegen Gefahr der Nachblutung).

Wenn wir nun zu den Spätfolgen der Schädeltraumen übergehen, so sind diese anatomisch derart mannigfaltig, daß es uns nicht wundert, hier den verschiedensten Formen von Kopfschmerz zu begegnen. Wir erwähnen bloß Verwachsungen, hämorrhagische Zysten, Meningitis serosa, Arachnoiditis serosa circumscripta, Narben der Hirnhäute und des Gehirns, subdurale Haematome, Abszesse, eitrige Meningitiden, Knochensplitter und Projektile im Innern des Schädels usw. Diese Kopfschmerzen wollen wir nicht gesondert besprechen, da wir ihnen in verschiedenen anderen Kapiteln begegnen. Hier spielt die chirurgische Therapie zumeist eine wichtige Rolle.

Den Praktiker müssen besonders jene nervösen Folgezustände interessieren, an welchen die Schädelverletzten sehr oft durch Jahre zu leiden haben und welche nicht bloß therapeutisch schwer beeinflußbar sind, sondern dem Praktiker, sei es als Kassenarzt, sei es als Amtsarzt oder Arzt einer Versicherungsgesellschaft, auch gutachtlich zu schaffen geben. Es handelt sich um das Kapitel der traumatischen Neurose. Auch andere Namen sind dafür im Gebrauch, welche sich jedoch mit dem Begriff der traumatischen Neurose nicht ganz decken (Kommotionsneurose, Renten- oder Begehrungsneurose usw.)

Das typische Krankheitsbild der Kommotionsneurose enthält fast immer die Klage über Kopfschmerz oder Kopfdruck als Kern der Beschwerden. Dieser Kopfschmerz ist sehr wechselnd, verschiedenen Einflüssen unterworfen, wie körperlicher und geistiger Anstrengung, Aufregung, Wetterwechsel, Hitze, Alkohol, Nikotin usw.; er trägt zumeist die Characteristica des vasomotorischen Kopfschmerzes, wobei angiospastische und angioparalytische Kopfschmerzen nebeneinander vorkommen, die angioparalytischen jedoch zumeist überwiegen. Die Intensität dieser Beschwerden steht in keinem Verhältnis zur Schwere des Schädeltraumas. Wir sehen die ausgedehntesten Schädel- und Gehirnverletzungen, und zwar in jeder Partie des Kopfes, ohne jeden Kopfschmerz oder mit bloß sehr seltenem, gelegentlichem Kopfschmerz einhergehen und wir sehen ganz geringfügige stumpfe Kopftraumen ohne jede äußere und innere Verletzung von schweren dauernden Kopfschmerzen gefolgt. Was die Kopfschmerzen der traumatischen Neurose dennoch von anderen Kopfschmerzen unterscheidet, ist vor allem ein bestimmtes Zusammenspiel von anderen Störungen, welche sich mit diesen Kopfschmerzen kombinieren: mehr oder weniger hochgradige Nervosität mit Stimmungslabilität und Neigung zur Depression, Unbeherrschtheit der Affekte, Weinerlichkeit, Veränderungen des Charakters, Jähzorn, Gewalttätigkeit, psychopathische Züge, moralische Depravation oder, ähnlich wie bei Epileptikern, auffallend stilles, schüchternes Wesen, Pedanterie, Frömmelei, ausgesprochen hysterische Züge, Denkerschwerung, Vergeßlichkeit, Ermüdbarkeit in körperlicher und geistiger Beziehung, das Bild der sogenannten posttraumatischen Demenz, Schlaflosigkeit, Überempfindlichkeit, besonders Alkoholintoleranz. Von körperlichen Symptomen wird teils ständig, teils eben zusammen mit den Kopfschmerzen anfallsweise auftretendes Ohrensausen, Schwindel, Flimmern, Beklemmung angegeben. Dazu kommen noch in den einzelnen Fällen die etwa vorhandenen zerebralen Ausfalls- und Reizerscheinungen, wie Lähmungen, Epilepsie usw. Was die Ursache all dieser neurotischen Störungen ist und ob sie überhaupt eine einheitliche Ursache haben, ist strittig.

Zuweilen ergibt die Röntgenuntersuchung positive Befunde am Schädel und im Gehirn, namentlich bei Verwendung der Enzephalographie.

Die somatische Therapie der postkommotionellen Zustände ist dadurch erschwert und kompliziert, daß sie in sehr verschiedenem Grade mit rein funktionellen, psychogenen, hysterischen Zügen, öfters auch mit direkter Aggravation und Simulation gemischt sind, so daß die Analyse der verschiedenen Anteile des Gesamtbildes, die ja eine verschiedene Begutachtung und Behandlung erfordern, eine wahre Kunst darstellt. Es ist unseres Erachtens falsch anzunehmen — wie es zumeist geschieht —, daß der funktionelle Anteil des Krankheitsbildes ausschließlich auf bewußte und unbewußte Begehrungsvorstellungen, auf den Kampf um die Rente zurückzuführen ist. Sehen wir doch ähnliche psychische Überlagerungen (wenn auch nicht so häufig wie bei Rentenanwärtern) auch bei Fällen, welche weder irgendeine Entschädigung zu erwarten haben, noch auch gefühlsmäßige Zwecke, wie etwa moralische Bestrafung der am Unfall Schuldigen u. dgl. verfolgen können. Vielmehr muß man annehmen, daß dieselben organischen Störungen, welche neben somatischen auch psychische Veränderungen hervorrufen, eine Disposition für hysteriforme Reaktionen schaffen, wie wir sie ja auch von anderen Hirnerkrankungen, wie z. B. der Encephalitis epidemica her kennen. Der Arzt muß bei der Untersuchung und Behandlung dieser Krankheit das neurotische Moment unbedingt berücksichtigen, da er sonst den Zustand noch verschlechtern kann. Es wäre falsch, diese Kranken mit unangebrachter Energie anzupacken oder ihnen Zweifel an der Echtheit ihrer Symptome ins Gesicht zu schleudern und sie als Simulanten zu behandeln. Man ruft dadurch unberechenbare „Trotzreaktionen" hervor mit Neigung zu Steigerungen des Zustandes. Die Trotzreaktionen schaffen eine Mißtrauens- und Haßeinstellung gegenüber dem Arzt und können ihn um alle therapeutischen Früchte bringen. Es ist notwendig, das Vertrauen dieser Kranken zu gewinnen, in ihnen das Gefühl zu erwecken, daß man ihnen ausschließlich als Helfer entgegentritt.

Was nun die Analyse des einzelnen Falles betrifft, inwieweit er organisch, inwieweit funktionell ist, ist es begreiflicherweise unmöglich, sie in diesem Rahmen zu erörtern.

Bezüglich des Kopfschmerzes beachte man folgenden Umstand: es gibt wohl wenige Fälle von organisch bedingtem Kopfschmerz, bei denen man mit einem kräftigen Analgeticum nicht zumindest eine vorübergehende Erleichterung der Beschwerden erreichen würde; wenn also ein solcher Kranker bei genauem Befragen strikte erklärt, er habe nach der Einnahme des Mittels nicht die geringste kurze Erleichterung verspürt, so spricht das sehr für einen bedeutenden Anteil des psychogenen Faktors; diese Kranken geben auch oft eine Besserung an nach Einnahme eines indifferenten Pulvers, wie z. B. Amylum oder dergleichen, wenn es ihnen mit einer entsprechenden Suggestion gegeben wird.

Die Aussichten der Therapie bei traumatischer Neurose sind außerordentlich verschieden. Sie sind besser bei frischen Fällen, bei intelligenten und tüchtigen Menschen, bei jüngeren Leuten, bei Fällen, in denen das Rentenverfahren endgültig abgeschlossen ist, sei es im ablehnenden Sinne, sei es mit einer einmaligen

Abfertigung. Sie sind besser bei wohlhabenderen Menschen, bei solchen, die in einer sie interessierenden Tätigkeit beschäftigt sind. Sie sind besonders schlecht bei Kranken mit einer „Trotzreaktion", mit einem paranoiden, querulatorischen Charaktereinschlag (hier heißt es auch bei allen operativen Eingriffen besondere medizinische und juristische Vorsicht zu beobachten, auch bei Punktionen, Röntgenbestrahlungen u. dgl.), bei ungünstigen Berufsaussichten usw. So erreicht man in Krisenzeiten mit großer Arbeitslosigkeit besonders wenig bei Leuten, welche im Falle ihrer Gesundung ihre Rente verlieren und mit ihrer Familie dem Elend preisgegeben sind; hier nützen die intensivsten therapeutischen Bemühungen oft gar nicht, da der Selbsterhaltungstrieb die Krankheit geradezu fordert, und es ist empfehlenswert, nicht allzuviel Zeit und Mühe diesen Fällen zu opfern.

Aus dem Gesagten geht hervor, daß psychische Beeinflussung in jeglicher Form bei der Behandlung der traumatischen Neurose eine große Rolle zu spielen vermag, angefangen von der einfachen suggestiven Färbung aller therapeutischen Maßnahmen, über suggestive Tricks, Wachsuggestion, Hypnose bis zu einer systematischen Aufklärungs- und Persuasionstherapie, bei welcher man dem Kranken plausibel macht, wie solche Symptome psychisch verstärkt werden und welchen Wert die Gesundung für ihn hätte, an die man ihn oft erst glauben lehren muß. Wo die Beendigung eines Rentenverfahrens in Aussicht ist, sei man nicht zu ungeduldig, sondern beginne mit der Behandlung erst nach Beendigung des Verfahrens, wo dann die Chancen unvergleichlich besser sind. Bei all dem darf man an den wichtigen somatischen Anteil der Beschwerden nicht vergessen. Geregelte Lebensweise und Ernährung, Vermeidung von Überraschungen, Aufregungen und Anstrengungen, aber auch völliger Beschäftigungslosigkeit, Vermeidung von Alkohol, Nikotin, Kaffee und Tee, Stuhlregelung sind angezeigt. Narcotica sind zu meiden, Analgetica nur mit Maß zu verwenden, weil diese Kranken oft zu Süchtigkeit neigen. Wo Schlaflosigkeit besteht, sind jedoch Schlafmittel, besonders Luminal, welches auch auf den Kopfschmerz einen günstigen Einfluß auszuüben pflegt, empfehlenswert. Als Beruhigungsmittel des vegetativen Nervensystems sind Kalziumdosen von 4—5 Gramm täglich durch Monate hindurch zu verwenden. Auf sedative Wirkung ist großes Gewicht zu legen. In erster Reihe kommt Brom in Frage; wir bevorzugen eine Mischung von Natrium bromatum (1—3 Gramm täglich) mit dem schon erwähnten Calcium chloratum oder das geschmackskorrigierte Sedatin. Baldrian wirkt gut; wir vermeiden jedoch Tinctura valerianae, weil die Alkoholintoleranz eine so hochgradige sein kann, daß selbst ein Paar Tropfen alkoholischer Lösung ungünstige Wirkungen entfalten. Auch dort, wo keine deutlichen Zeichen einer Drucksteigerung vorhanden sind, versuche man die intravenösen Dextroseinjektionen. Sehr günstig wirken oft intravenöse Injektionen von Kalkpräparaten (die intramuskulären sind etwas schwächer wirksam). Hie und da erzielt man auch mit Injektionen von Atropin oder Pilokarpin (bei den Pilokarpininjektionen soll der Kranke im Bett bleiben, um zu schwitzen) günstige Effekte, doch soll man zwischen den einzelnen Injektionen ein Intervall von mindestens 5 Tagen frei lassen. Auch Ephetonin und Gynergen kann man, allerdings sehr vorsichtig und nur per os, versuchen. Roborierende Maßnahmen soll man nicht vernachlässigen. Wir erwähnen hier besonders Phosphorpräparate bei großer Ermüdbarkeit (Recresal, Phytin, Natrium phosphoricum, Hypophosphitsirup oder Glycerophosphate), ferner Strychnin und Kolapräparate. Viel kann man mit physikalischen Maßnahmen erreichen, zum Teil wegen ihrer suggestiven Nebenwirkungen; Kopfkühler, Halbbäder, Galvanisation, Franklinisation des Kopfes, Leduc, Hochfrequenz, schottische Duschen am Rücken oder wechselwarme Fußbäder, Senffußbäder, Kopfstreichmassage usw. Wichtig ist die Vermeidung jeder direkten Sonnenbestrahlung des Kopfes. Bei hartnäckigen Fällen kommen schließlich energischere Maßnahmen in Frage, wie Röntgenbestrahlungen (trotz allfälliger unangenehmer Nebenreaktionen) und vor allem Lufteinblasung ins Gehirn, welche manchmal gute Resultate liefert.

Kopfschmerzen bei Erkrankungen der Hirnhäute.

Bei allen Entzündungen der Hirnhäute, bei der epidemischen Cerebrospinal-Meningitis, bei der von den Entzündungen der äußeren Weichteile (Erysipel), der Schleimhäute der Gesichtshöhlen und der Innenräume des Ohres oder bei der von penetrierenden Verletzungen des Schädels fortgeleiteten Meningitis purulenta, bei Pachymeningitis haemorrhagica, bei der tuberkulösen, syphilitischen und durch Zystizerken verursachten Hirnhautentzündung, sowie bei der phlebitischen Thrombose der Sinus durae matris ist der Kopfschmerz nicht bloß im Initialstadium, zuweilen als das einzige Symptom, vorhanden; auch im vorgeschrittenen Stadium, selbst im Zustand der Somnolenz, sind die Patienten durch den intensiven Kopfschmerz gepeinigt. Dieser Kopfschmerz kann nur durch operative Maßnahmen, durch ausgiebige Lumbalpunktionen, nötigenfalls nachherige Insufflation von Luft in den Arachnoidealraum, oder durch Trepanation beeinflußt werden. Morphiumpräparate, welche ja zur Steigerung des Hirndruckes führen, sind wirkungslos. Auch wenn es zur Ausheilung der akuten Hirnhautentzündung kommt, treten häufig nach Wochen oder Monaten neuerliche Symptome von Hirndrucksteigerung ein; sie sind bedingt durch Verklebungen und Verwachsungen der Hirnhäute (Meningitis chronica), wodurch es zur Stauung des Liquors und zur Entstehung der verschiedenen Formen von Hydrocephalus kommt, die unter dem Bilde des Pseudotumor cerebri verlaufen. Diese Fälle eignen sich für Röntgenbestrahlung und Operation.

Eine eigenartige Form chronischer Hirnhautentzündung stellt die sogenannte tuberkulotoxische Meningitis dar. Dieses Krankheitsbild ist durch das Auftreten von hartnäckigen Kopfschmerzen bei jüngeren, meistens weiblichen Individuen, die gewöhnlich an der Lunge nur ganz leichte Symptome von Tuberkulose mit subfebrilen Temperaturen aufweisen, gekennzeichnet. Bei diesen Fällen kann eine Tuberkulinkur sehr günstig auf die Kopfschmerzen einwirken.

Die durch Spontanblutungen in die weichen Hirnhäute verursachten Kopfschmerzen zeichnen sich durch ihr plötzliches Auftreten aus voller Gesundheit heraus, ferner durch ihre Intensität aus. Die Lumbalpunktion, welche zugleich die beste Therapie ist, zeigt blutigen Liquor, im Harn tritt manchmal eine rasch vorübergehende massive Albuminurie auf. Manchmal läßt sich eine Schädeltrepanation nicht vermeiden. Das Gleiche gilt für die hartnäckigen, meistens periodisch exazerbierenden Kopfschmerzen bei Pachymeningitis interna haemorrhagica.

Meningismus.

Mit dem Namen Meningismus bezeichnet man ein Syndrom, welches einem leichten Grad von Meningitis entspricht und doch keine Meningitis ist, denn die anatomische Untersuchung ergibt dabei bloß eine leichte Infiltration, einen „Reizzustand" der Meningen. Wie bei Meningitis steht auch bei diesem Syndrom ein permanenter, höchstens in seiner Intensität schwankender, oft im Hinterhaupt und Nacken, seltener in der Stirngegend besonders verstärkter Kopfschmerz im Vordergrund. Er wird begleitet von denselben Symptomen wie die Meningitis, aber in leichter, manchmal nur angedeuteter Ausprägung: fast immer leichte Nackensteifigkeit, manchmal Kernig und Hauthyperästhesie angedeutet, Übelkeit sehr häufig, öfters auch Erbrechen,

Apathie, Lichtscheu, leichte Somnolenz, manchmal delirante Zustände leichterer Art; selten kommen Pupillenstörungen, Schwindel und dergleichen hinzu. Der Liquor zeigt normalen, selten leicht erhöhten Druck, hie und da leichte Zellvermehrung oder Eiweißvermehrung, sonst aber normalen Befund. Da solche Befunde sich auch im Beginne einer Meningitis finden und beim Meningismus auch leichte Temperatursteigerungen, hie und da auch ein Herpes labialis vorkommen, ist eine sichere Unterscheidung von der Meningitis im Anfang fast unmöglich und erst der Verlauf der nächsten paar Tage belehrt uns, daß der Zustand nicht fortschreitet oder sich — und das ist die Regel — sogar in wenigen Tagen zurückbildet (mit seltenen Ausnahmen).

Den Begriff des Meningismus führte man zuerst ein als Begleiterscheinung **akuter Infektionen**, besonders Influenza und Pneumonie, wo er eine lästige und beunruhigende, aber relativ harmlose Komplikation bildet; noch häufiger beobachtet man ihn im Beginn oder im weiteren Verlauf von Typhus abdominalis und exanthematicus. Auch bei Hautexanthemen, bei Ohr-, Nasen-, Nebenhöhlenaffektionen kommt er als sehr alarmierendes Symptom vor. Bei schwerer Obstipation und anderen mit autotoxischen Vorgängen einhergehenden Störungen kann man ihn gleichfalls, wenn auch sehr selten, beobachten.

Zum Meningismus wurden später auch andere, nicht so eindeutig definierbare, aber klinisch ähnliche Syndrome hinzugerechnet, die ebenfalls mit Reizzuständen an den Meningen einhergehen. So vor allem die Erscheinungen der **Insolation** (Sonnenstich), welche zumeist ein ähnliches Bild bieten. Oft hat man den Eindruck, daß hier die Sonnenbestrahlung nur die Rolle eines Agent provocateur spielt, ebenso wie sie einen Hirnabszeß oder einen versteckten Hirntumor zum erstenmal in Erscheinung treten lassen kann.

Und schließlich wird zum Meningismus noch eine dritte im Gegensatz zu den früheren sehr große Gruppe von Fällen hinzugezählt, welche wir erst in den letzten Dezennien kennengelernt haben. Es handelt sich dabei um Meningismus nach operativen Eingriffen im Liquorsystem, und zwar nach **Lumbalpunktion**, nach intralumbaler oder okzipitaler (diagnostischer oder therapeutischer) **Lufteinblasung**, nach **intralumbaler aszendierender Lipojodol- oder Jodipinfüllung** der Zisternen und nach **Lumbalanästhesie**.

Für den Praktiker besonders wichtig ist der **Meningismus nach Lumbalpunktion**. Der Kopfschmerz nach Lumbalpunktion hat fast durchwegs die Eigenheit, daß er in ganz flacher

Rückenlage (ohne Kopfpolster) prompt verschwindet und in aufrechter Körperlage, also schon beim Sitzen nach $^1/_4$—2 Stunden wieder kommt. Es ist besonders das Erheben des Kopfes von Bedeutung; man kann also in leichteren Fällen flache Seitenlage gestatten, Bauchlage ist sogar besonders günstig. Hier fehlen öfters die anderen Symptome des Meningismus und es ist bloß Kopfschmerz vorhanden, der teils als dumpf, teils als bohrend bezeichnet wird, zumeist in die Tiefe des Schädels oder in die Stirne, mitunter auch in das Hinterhaupt als punctum maximum lokalisiert wird. In seltenen Fällen kann unstillbares Erbrechen und rasche Kachexie zum Exitus führen. Eine befriedigende Erklärung dieser Erscheinungen steht noch aus. Bei Verwendung der ganz dünnen und der Doppelnadeln (besonders die Dattner-Nadel bewährt sich vorzüglich) sind Vorsichtsmaßnahmen nur bei besonders Disponierten nötig und die Punktion kann sogar ambulatorisch vorgenommen werden. Es sei erwähnt, daß die Punktionsbeschwerden bei der Okzipitalpunktion (Liquorentnahme aus der Cisterna magna zwischen Hinterhaupt und Atlas) fast niemals beobachtet werden, so daß manche Ärzte diese Punktion vorziehen; sie ist aber viel schwieriger und gefährlicher als die Lumbalpunktion.

Der Meningismus nach Lumbalanästhesie und der Meningismus nach Lufteinblasung (Encephalographie) kommen für den praktischen Arzt als Objekt einer Behandlung kaum in Betracht.

Therapeutisch verwendet man neben Tieflagerung intravenöse Dextrose-, Kalzium-, Cylotropininjektionen, Kopfkühlung, Analgetica.

Kopfschmerzen bei intrakraniellen Neubildungen.

Die Neubildungen des Gehirns, der Hirnnerven, der Anhangsdrüsen des Gehirns und der intrakraniellen Gefäße, sowie die durch angeborene und erworbene Verlegungen der Kommunikationsöffnungen und Abflußwege des Liquor cerebrospinalis erzeugten Formen des Hydrozephalus bilden die anatomische Grundlage der als Hirndrucksteigerung bezeichneten Symptomenbilder. Die Ursache des Kopfschmerzes bei den genannten intrakraniellen Erkrankungen ist zum größten Teil in mechanischen Momenten gelegen, nämlich in einer durch die Raumbeengung erzeugten Stauung des Blutes und Liquors und der hierdurch hervorgerufenen Kompression und Dehnung der Dura und der Schädelnähte (daher wirkt zirkuläre Bandagierung des Kopfes oft schmerzlindernd), sowie der an der Hirnbasis verlaufenden sensiblen Nerven. Nur selten liegt eine Durchwucherung der Schädelkapsel und äußeren Weichteile vor. Die Volumenzunahme der Inhaltsorgane der Schädelkapsel infolge der Neubildung ist in der Regel nur zum geringen Teil schuld an dem dem Hirndruck zugrundeliegenden Mißverhältnis zwischen Hirn und Schädel. Bedeutungsvoll ist dagegen oft noch die durch die intrakranielle Geschwulst erzeugte Hirnschwellung. Dazu kann sich als eine weitere Ursache der Disproportion zwischen Schädel und Gehirn eine abnorme Kleinheit des Schädels gesellen, z. B. eine Kraniostenose infolge von vorzeitiger Nahtverknöcherung.

Selbst sehr große Geschwülste im Innern des Schädels brauchen keinen Kopfschmerz zu verursachen, nämlich dann, wenn sie sich in langsamer Weise oder an einer fern von den inneren Liquorräumen gelegenen Stelle entwickelt haben, so zwar, daß sich die intrakraniellen Organe der Verringerung des ihnen zur Verfügung stehenden Raumes im Schädelinnern anpassen konnten und keine Liquorstauung eintrat. Ferner kann bei älteren Leuten mit atrophischem Gehirn eine Geschwulst gleichfalls beträchtliche Dimensionen erreichen, ohne daß es zu einer wesentlichen Raumbeschränkung und zum Hirndruckkopfschmerz kommt. Ähnlich verhält es sich auch im Kindesalter. Der wachsende Schädel kann sich der durch einen Hirntumor bedingten Zunahme des intrakraniellen Inhalts anpassen.

Der Kopfschmerz, welcher das Initialsymptom von $80^0/_0$ aller Fälle von Hirntumor darstellt, wird sehr häufig verkannt und als Ausdruck anderweitiger Affektionen aufgefaßt. Zu diesen gehören:

1. Die Neuralgien des Nervus trigeminus und occipitalis,
2. Erkrankungen des Magen-Darmtraktes, die mit Kopfschmerzen und Erbrechen einhergehen,
3. Erkrankungen der Niere, die zu hartnäckigen Kopfschmerzen und epileptischen Anfällen führen können,
4. Entzündungen der Nebenhöhlen, die tatsächlich oft genug neben hirndrucksteigernden Affektionen vorhanden sind und deren spezialistische Behandlung oft genug längere Zeit hindurch den Hirndruckkopfschmerz in günstigem Sinne beeinflußt,
5. der nervöse oder hysterische Kopfschmerz, der namentlich mit den intermittierenden Kopfschmerzen, die bei manchen Hirntumoren auftreten, welche temporären Abschluß des Liquorabflusses bewirken, große Ähnlichkeit aufweist,
6. der Kopfschmerz der Hypertoniker, die außer Stauungen in den Gefäßen des Augenhintergrundes auch Vergrößerung der Sella turcica infolge von Erweiterungen der basalen Hirnarterien aufweisen können,

7. der arteriosklerotische Kopfschmerz bei älteren Personen, insbesondere dann, wenn gleichzeitig psychische Anomalien vorhanden sind,

8. der traumatische Kopfschmerz, insbesondere dann, wenn zwischen den unmittelbaren Verletzungsfolgen und den durch den hirndrucksteigernden Prozeß hervorgerufenen Symptomen kein allzu langes symptomfreies Stadium eingeschaltet ist, was namentlich dann der Fall ist, wenn die Entwicklung des Tumors oder Hydrozephalus mit dem Trauma zusammenhängt,

9. der Kopfschmerz bei alter Lues oder Metalues (im Anfangsstadium der progressiven Paralyse),

10. der Kopfschmerz bei den verschiedenen Formen der Meningitis, insbesondere der serösen und chronischen Meningitis,

11. der Kopfschmerz infolge von Blutungen der Meningen (Pachymeningitis haemorrhagica, Arachnoideal-Haemorrhagie, Blutung aus einem geplatzten Aneurysma der basalen Arterien),

12. der Kopfschmerz bei chronischen Intoxikationen (Saturnismus, Alkoholismus), endlich

13. der Kopfschmerz bei Hirnabszeß, namentlich dann, wenn der betreffende Patient an einer chronischen Eiterung des Ohres oder der Nasennebenhöhlen leidet oder eine penetrierende Kopfverletzung in der Anamnese angegeben wird.

Die Behandlung der durch Hirndrucksteigerung hervorgerufenen Symptome ist in erster Linie die Domäne des Chirurgen. Durch Punktion der Liquorräume (Ventrikelpunktion, Occipitalpunktion, Lumbalpunktion), durch den Balkenstich und andere Methoden der Liquordrainage trachtet man, die Liquorräume zu entlasten. Palliative Trepanation (Dekompression) oder radikale Entfernung der intrakraniellen Neubildung ist die ultima ratio. Nicht selten kann jedoch auch die konservative Behandlung bei den hirndrucksteigernden Prozessen Erleichterung verschaffen, insbesondere die Röntgenbestrahlung, die Anwendung des Jods und des Quecksilbers, sowie die intravenösen Osmon-Injektionen.

Kopfschmerz bei Encephalitis.

Die eitrige Encephalitis, wie sie nach Schädeltraumen usw. vorkommt, geht immer mit meningealen Reiz- oder Entzündungserscheinungen einher; der dabei in der Regel bestehende Kopfschmerz trägt die Charaktere des meningitischen Kopfschmerzes oder ist ähnlich dem Kopfschmerz bei den weiter unten zu besprechenden Encephalitiden. Seine Therapie ist eine symptomatische, desinfizierende, chirurgische.

Die nichteitrigen Encephalitiden kommen unter den verschiedensten Umständen vor (bei Typhus exanthematicus, Arsenvergiftung usw.). Der Kopfschmerz ist dabei im Beginn sehr häufig und meistens verbunden mit Schwindel, Depression, Reizbarkeit; später fehlt er öfters. Die Therapie ist kausal und symptomatisch (Behandlung der Grundkrankheit, Analgetica, Kopfkühler).

Die häufigste Form der nichteitrigen Encephalitis ist die Encephalitis epidemica Economo. Hier bildet der Kopfschmerz und seine Begleiterscheinungen ein Prodromalsymptom wie bei den eben erwähnten Formen der Encephalitis. Im weiteren Verlaufe der akuten Erkrankung bildet er ein wichtiges, ja führendes Symptom. Er ist zumeist sehr heftig, bohrend, permanent, schwer zu bekämpfen. Er erinnert teils an den Kopfschmerz bei Hirntumoren, geht eventuell mit Erbrechen, Druckpuls, Stauungspapille einher und beruht tatsächlich auf einer Gehirnschwellung, teils erinnert er an den Kopfschmerz bei Meningitis, ist begleitet von Nackensteifigkeit, Kernig u. dgl.; denn die Meningitis verschiedener Grade (zumeist leichten Grades) ist ja tatsächlich eine Begleiterscheinung der Encephalitis. Um die Diagnose zu stellen, muß man sich an die anderen Begleiterscheinungen einer Encephalitis erinnern, Benommenheit bis zum Sopor, Schlafsucht oder Schlaflosigkeit, Schwindel, Delirien, Doppelbilder, Singultus, choreatische und athetotische Zuckungen, besonders Bauchmuskelzuckungen usw. Selbstverständlich besteht fast immer Fieber. Die Therapie dieser Kopfschmerzen besteht in der Verabreichung von Analgeticis und Narcoticis (Morphium und Scopolamin, Modiskop u. dgl.), sowie Kopfkühlung und der üblichen Encephalitistherapie.

Bekannt sind die Folgeerscheinungen der Encephalitis Economo. Wir müssen unterscheiden zwischen Früh- und Spätfolgen. Unter den frischen Folgen einer abgelaufenen Encephalitis spielt ein neurasthenisches Syndrom mit Kopfschmerz eine größere Rolle, welches an die bei der Kommotionsneurose besprochenen Zustände erinnert. Die Behandlung dieses Kopfschmerzes und dieser Zustände ist eine symptomatische, sedative und roborierende; eine Arsenkur, Scopolamin 2—3 Dezimille täglich (in Pillenform), Strychnin leisten hier zuweilen gute Dienste. Bei den Spätfolgen der Encephalitis, speziell bei dem sogenannten postenzephalitischen Parkinsonismus, spielt der Kopfschmerz merkwürdigerweise fast niemals eine Rolle.

Zu erwähnen ist hier noch die kindliche Encephalitis, die zerebrale Kinderlähmung, bei der der Kopfschmerz ebenfalls zu den Initialsymptomen zählt, ebenso wie er bei den Spätfolgen dieser Krankheit, bei Zysten, Porenzephalien (trichterförmigen Hirndefekten) auftreten kann, oft von intermittierendem Charakter. Da öfters ein begleitender Hydrocephalus externus und internus aus der Röntgenaufnahme und Encephalo- oder Ventrikulographie festgestellt werden kann, so kommen auch druckherabsetzende Mittel (Osmoninjektionen, Magnesiumsulfatklysmen, Lumbal- oder Okzipitalpunktionen, therapeutische Lufteinblasungen usw.) in Frage.

Kopfschmerz bei Hirnabszeß.

Unter den entzündlichen Erkrankungen des Gehirns verursacht die Encephalitis purulenta, der Hirnabszeß, nahezu stets intensiven Kopfschmerz. Dieses Symptom ist namentlich bei den nach Verletzungen des Gehirns auftretenden Abszessen von diagnostischer Bedeutung, und zwar gerade bei jenen Fällen, die Wochen, Monate oder selbst Jahre nach der Verletzung symptomfrei bleiben. Auch bei den im Anschluß an akute oder chronische Entzündungen des Mittel- und Innenohres oder der Nasennebenhöhlen sich entwickelnden Hirnabszessen pflegt die Verstärkung des ohnehin meistens vorhandenen, durch die Grundkrankheit bedingten Kopfschmerzes einen Hinweis auf die Entstehung eines Hirnabszesses zu geben. Beim Hirnabszeß gehört ähnlich wie beim Hirntumor Kopfschmerz zu den konstantesten Symptomen, mag es sich um einen nach penetrierender Schädelverletzung oder um einen oto- oder rhinogenen oder aber um einen metastatischen Abszeß handeln. Der Kopfschmerz wird meistens an der dem Sitz des Abszesses entsprechenden Stelle empfunden und durch Beklopfen dieser Stelle verstärkt. Außer dem Kopfschmerz finden sich, abgesehen von den Symptomen des Grundleidens, meistens auch psychische Veränderungen, insbesondere Benommenheit, Pulsverlangsamung und Erbrechen, dagegen meist kein Fieber. Auch zerebrale Herderscheinungen können lange Zeit vollkommen fehlen. Von Wichtigkeit ist der Nachweis einer Leukozytose im Blut. Die enzephalographische Untersuchung erleichtert zuweilen den Nachweis des Vorhandenseins und des Sitzes eines Hirnabszesses.

Kopfschmerz bei Infektionskrankheiten.

Wir besprechen in diesem Kapitel nicht das Thema der infektiösen Prozesse im Bereiche des Kopfes selbst; diese werden in gesonderten Kapiteln besprochen (Encephalitis, Meningitis usw.). Wir meinen hier den Kopfschmerz bei **Allgemeininfektionen** verschiedener Art. So ist es bekannt, daß unter den Prodromalerscheinungen mancher Infektionskrankheiten ein dumpfer, aber starker Kopfschmerz oder ein bloßer Kopfdruck mit Eingenommenheit des Kopfes, zuweilen mit dem Gefühl, als ob das Gehirn bei Bewegungen an die Schädelwände anschlagen würde, eine große Rolle spielt. Doch ist dies nicht bei allen Infektionskrankheiten im gleichen Maße der Fall. Besonders die **Influenza** beginnt oft mit diesem Schmerz, der dann häufig zur irreführenden Diagnose „Kopfgrippe" führt; bei manchen **Grippeepidemien** ist dieser Kopfschmerz häufig, er geht einher mit Schmerzhaftigkeit der Augenbewegungen sowie Druckempfindlichkeit der Bulbi und der Nervi supraorbitales; er hat sein punctum maximum zumeist in der Stirngegend. Auch bei der **Poliomyelitis acuta** spielt er unter den Prodromen eine Rolle. Wenn irgendwo eine Poliomyelitisepidemie herrscht, ist es wichtig, an diese Eventualität zu denken, wegen etwaiger sofortiger Einleitung einer spezifischen Serumtherapie.

Beim **Typhus** ist der Kopfschmerz in der Inkubation selten, aber sofort beim Ausbruch der Erkrankung vorhanden. Bei allen anderen akuten und chronischen Infektionskrankheiten ist er im **Fieberstadium** sehr häufig und wird mit dem Fieber selbst in Zusammenhang gebracht; man spricht vom „Fieberkopfschmerz". Es ist strittig, ob es sich dabei um die Wirkung von Toxinen oder um vasomotorische (dilatatorische) Vorgänge oder schließlich um Schwellungen handelt. Man darf auch nicht vergessen, daß die meisten Infektionskrankheiten mit einer mehr oder weniger deutlichen Infiltration der Meningen einhergehen und gelegentlich sogar zu einer richtigen Meningitis führen können. Wichtig ist es im Auge zu behalten, daß der Kopfschmerz auch bei **Empyemen** an entfernten Körperstellen zustande kommt, daß er ferner das führende und fast einzige Symptom einer latenten **Sepsis** sein kann (in diesen Fällen klagen die Kranken auch über Frösteln oder Schüttelfröste, Mattigkeit usw. und im Blute findet man oft eine mäßige sekundäre Anämie, die weißen Blutkörperchen sind selten vermehrt, aber sie zeigen bei der Differentialzählung Polynukleose und Linksverschiebung); desinfizierende Medikamente, besonders Salizylpräparate, haben bei diesen Fällen einen günstigen Einfluß auf die Kopfschmerzen.

Von den die Infektion begleitenden Kopfschmerzen sind zu unterscheiden jene, welche als **Folgezustand** nach Infektionskrankheiten zurückbleiben und, wenn sie als solche nicht erkannt werden, ein hartnäckiges Leiden bilden. Fast immer handelt es sich um Neuralgien im Trigeminusgebiet mit Beteiligung oder ausschließlichem Befallensein des Stirnastes. Wir sehen das besonders nach akuter Polyarthritis, nach Influenza, Grippe, Malaria. Die Neuralgie nach Malaria befällt fast immer den ersten Trigeminusast und hat das Besondere, daß sie öfters doppelseitig ist und daß sie intermittierend auftritt (Tertiana-, Quartanatypus usw.); doch darf man nicht glauben, daß periodisches Auftreten allein schon Malaria bedeutet; es findet sich auch nach Influenza, bei Hysterien, bei Cyclothymien usw. Die Neuralgie bildet ein Malariaäquivalent, sie tritt ohne Fieber auf, im Blute kann man bei sehr sorgfältiger Untersuchung manchmal im Neuralgieanfall Plasmodien finden; wichtig ist, daß diese sehr lästige Neuralgie auf Chinin prompt zu verschwinden pflegt. Die Neuralgien nach Influenza und Grippe, besonders die nach Grippe, können sich auch im Okzipitalgebiet konzentrieren. Die Behandlung deckt sich mit jener der Neuralgien überhaupt; die Hauptrolle spielen Salizylpräparate und Vakzinetherapie. Auch andere Desinficientia, wie Urotropin, Trypaflavin, Methylenblau, Elektrargol, Schmierkur mit Ung. Crédé, sollen versucht werden. Statt Vakzinetherapie kommen Proteinkörper, wie Milchinjektionen u. dgl. in Frage und als mildestes Mittel, besonders in frischen Fällen, Eigenblutinjektionen.

Kopfschmerz bei Gefäßerkrankungen.

Daß Veränderungen an den Gefäßen zu Kopfschmerzen führen können, ist eine altbekannte und in den letzten Jahren immer mehr gewürdigte Tatsache. Gehen doch manche Autoren so weit, jeden Kopfschmerz auf die Gefäße oder Gefäßnerven zurückzuführen.

Auf welche Weise können nun Gefäßerkrankungen Kopfweh herbeiführen?

Diese Frage läßt sich heute kaum vermutungsweise beantworten. Man denkt an Beteiligung der Gefäßwandnerven, an Verengungen und Verlegungen der Gefäße (ischämische Schmerzen), Verlegungen der Venen (Blutstauung, Dehnung, Schwellung der Gewebe), an aneurysmatische Erweiterungen der Gefäße (Druckerscheinungen). Und schließlich gehen schon leichte Erkrankungen der Gefäßwände auch mit lebhaften vasomotorischen Vorgängen einher, welche wir im Kapitel vasomotorischer Kopfschmerz näher besprechen und welche für den zumeist intermittierenden Charakter der Kopfschmerzen bei Gefäßerkrankungen verantwortlich zu machen sind. Schließlich gehört noch die Zerreißung der Gefäße, die Apoplexia cerebri, in dieses Kapitel, da ja gesunde Gefäße, wie Tierversuche gezeigt haben, eine geradezu enorme Widerstandskraft gegenüber Steigerungen des Innendruckes besitzen.

Über den **arteriosklerotischen Kopfschmerz** herrscht noch keine Klarheit. Denn wir können auf die Frage, warum so viele Menschen mit ausgesprochener Arteriosclerosis cerebri nicht über Kopfschmerzen klagen, keine Antwort geben. Sicher scheint, daß der Kopfschmerz im sogenannten präsklerotischen Stadium in der Regel alle Characteristica eines vasomotorischen Kopfschmerzes hat. Ferner haben Arteriosklerotiker mit Hypertension eine größere Neigung zu Kopfschmerzen als die anderen Arteriosklerotiker und man kann sehr oft sehen, wie Mittel, welche den Blutdruck herabsetzen, auch diesen Kopfschmerz ausgezeichnet beeinflussen.

Der arteriosklerotische Kopfschmerz hat gewisse, wenn auch nicht absolute Characteristica. Er tritt besonders **des Morgens** auf, bei Hypertension weckt er den Kranken oft Nacht für Nacht **aus dem Schlafe**, er wird meistens als **tiefsitzend, bohrend oder von einzelnen heftigen Stichen unterbrochen** geschildert, welche jedoch nur selten auftreten, meistens durch eine äußere Ursache ausgelöst. Der arteriosklerotische Kopfschmerz zeigt in der Regel (wie manche andere Arten von Kopfschmerzen) eine Exazerbation bei allen jenen Momenten, welche zu einer stärkeren Blutfülle des Kopfes führen, also bei Bücken, Pressen, Niesen, Husten, bei Hitze, Aufregung, psychischer und körperlicher Anstrengung. Auch die Tieflagerung des Kopfes löst ihn aus und das dürfte die Ursache sein für sein nächtliches oder morgendliches Auftreten. Es ist also in jedem Falle Hochlagerung zu empfehlen. Allerdings ist meistens der Kranke schon selbst daraufgekommen, so daß die Angabe, daß ein Patient, welcher früher kopftief zu liegen pflegte, zur Kopfhochlagerung bei Nacht übergegangen ist, stets als suspekt angesehen werden muß (neben Arteriosklerose kommt hier der angioparalytische Kopfschmerz, der Hirntumor, der Kopfschmerz infolge von kardialer Stauung in Frage). Andere Characteristica des arteriosklerotischen Kopfschmerzes kann man nicht feststellen; man muß also in jedem Falle auf die Zeichen von Arteriosklerose überhaupt, vor allem aber auf Zeichen von Arteriosclerosis cerebri achten.

Die Therapie des arteriosklerotischen Kopfschmerzes deckt sich vollständig mit der Therapie der Arteriosklerose überhaupt. Wir wollen bloß folgende Ergänzungen im Hinblick auf den Kopfschmerz anführen. In dem präsklerotischen Stadium, in welchem der Kopfschmerz einen intermittierenden Charakter hat, sind große Kalziumdosen zu empfehlen, welche von manchen ganz zu unrecht bei „Verkalkung" gemieden werden; man kann Kalzium auch in späteren Stadien unbedenklich verwenden. Nicht jedes Kalziumpräparat ist dazu geeignet. Wir hatten z. B. den Eindruck, daß das Calcium lacticum unwirksam ist. Wir verwenden 4—5 Gramm Calcium chloratum täglich in Lösung, mit etwas Brom gemischt (schlechter Geschmack, aber gute Verträglichkeit); wirksam und wohlschmeckend ist das Kalziumglukonat (Kalzium-Sandoz-Tabletten, 3 Stück täglich) oder (etwas billiger) Kalzium-Sandoz-Pulver (fast geschmacklos, 3—4 Teelöffel täglich). Bei stärkerer Ausprägung vasomotorischer Erscheinungen kann man mit Erfolg auch Kalziuminjektionen verwenden, doch kommen hier nur jene wenigen Präparate in Frage, welche intramuskulär gegeben werden können, wie das Kalzium-Sandoz oder Kalzium-Egger; intravenöse Injektionen sind hier wegen der damit verbundenen starken Vasodilatationen im Bereich des Kopfes zu meiden. Ferner wollen wir hervorheben, daß sich Jod speziell auch bei Kopfschmerz der Arteriosklerotiker gut bewährt, ebenso wie Jodbäder, z. B. Bad Hall in Österreich u. a. Und schließlich ist es vielleicht notwendig hervorzuheben, daß das Diuretin durchaus nicht auf die Fälle mit schwacher Diurese beschränkt werden soll, da es auch Gefäßwirkungen entfaltet. Wir verwenden ferner gerne Rhodanpräparate in genügend großen Dosen. Weiters ist zu erwähnen, daß in den Anfangsstadien auch Hodenpräparate uns (im Gegensatz zu manchen Autoren) durchaus nicht unwirksam erscheinen. Vermeidung von schmerzauslösenden Momenten, Sorge für Stuhl, Hochlagerung bei Nacht, unbedingt hygienische Lebensweise in körperlicher und psychischer Hinsicht, Vermeidung von Überraschungen und Exzessen, von Alkohol, Nikotin, Koffein, Mäßigung und Ruhe in venere — mit einem Wort die Lebensflamme „auf klein stellen", damit sie lange hält unter peinlicher Vermeidung all dessen, was im Kranken Hypochondrie oder Depression hervorrufen könnte — eine wahrlich nicht leichte Aufgabe, welche Takt, Einfühlung in die Persönlichkeit des anderen und Diplomatie erfordert.

Zu den Folgen der Arteriosklerose gehört die Embolie von Hirnarterien; sie entsteht meistens ohne Vorboten. Manchmal, aber nicht immer, setzt sie mit einem kurzen, sehr heftigen, meistens halbseitigen Kopfschmerz oder bloß einem Stich im Kopf ein. Kopfschmerzen als Folgeerscheinung einer Embolie sind recht selten und ihre Therapie kann meistens nur eine symptomatische sein. — Im Gegensatz dazu gehen der Thrombose der Hirnarterien verschiedene Vorboten voraus, welche nicht bloß ein paar Stunden, sondern auch schon durch Jahre vorher auftreten können; unter ihnen spielt auch ein Kopfdruck eine Rolle, welcher die beschriebenen Characteristica der arteriosklerotischen Kopfschmerzen zeigt. Neben der symptomatischen Behandlung spielt hier die Prophylaxe, die Behandlung des Gefäßprozesses, eine große Rolle.

Der Aderlaß, welcher bei Arteriosklerose, besonders bei Hochdruck, ferner bei Hirnblutung oft sehr gut auf den Kopfschmerz wirkt, ist bei Thrombosen und Embolien kontraindiziert, ebenso bei Angiospasmen.

Bei Kopfschmerzen, welche Verdacht auf die Möglichkeit einer Thrombose erregen (und diesen Verdacht werden wir natürlich nicht aus der Art der Schmerzen, sondern aus der Gesamtheit ihrer Begleitumstände schöpfen) haben sich uns Nitrite in jeder Form gut bewährt, insbesondere Nitroskleran, Nitroglyzerin, Natrium nitrosum per os, perlingual und in Injektionsform. Auch bei beginnender Thrombose, wenn man sicher zu sein glaubt, daß es sich nicht um eine Hirnblutung handelt, versuche man durch intravenöse und in Abständen von 12—24 Stunden nachfolgende subkutane Injektionen von 0,04 Nitroskleran das Verhängnis aufzuhalten.

Die Sinusthrombose, bekannt und gefürchtet vor allem als Komplikation bei Erkrankungen der Ohren, der Nebenhöhlen, der Tonsillen, bei Oberlippenfurunkeln, bei Infektionskrankheiten und septischen Prozessen sowie bei Marasmus, geht mit Kopfschmerz anderer Art einher, er erinnert an den Kopfschmerz bei Gehirntumor.

Der Hirnblutung gehen oft Prodromalerscheinungen voraus, unter denen auch ein intermittierender oder konstanter, (zumeist aber in seiner Intensität etwas schwankender), dumpfer oder drückender Kopfschmerz eine Rolle spielt, meistens verbunden mit Blutandrang, Völlegefühl, Schwindelzuständen, Schwarz- oder Rotsehen, Beklemmungsgefühl, Parästhesien in verschiedenen Körperteilen (öfters einseitig in der Kopfhaut). In den nicht häufigen Fällen, bei denen die Apoplexie ohne Bewußtlosigkeit einhergeht, wird meistens nicht über Kopfschmerz geklagt und auch bei den Folgezuständen der Apoplexie spielt der Kopfschmerz (außer etwa arteriosklerotischem Kopfschmerz) keine besondere Rolle.

Es gibt aber unter diesen Folgezuständen eine heftige oder durch ihre Wochen bis Jahre hindurch anhaltende Permanenz äußerst lästige Abart von Schmerzen, welche wohl hie und da einseitig in Kopf und Gesicht lokalisiert werden, zumeist bloß eine Teilerscheinung totaler oder fleckweiser Halbseitenschmerzen des Körpers sind (viel öfter kommt hier übrigens das Umgekehrte vor, das Verschontbleiben des Kopfes bei diesen Halbseitenschmerzen); diese Kopfschmerzen der Hemiplegiker sind schon durch das Gesagte so wohl charakterisiert, daß sie unschwer zu erkennen sind, wenn man an sie denkt; dazu kommt noch, daß sich in diesen Gebieten, zumeist aber auf der ganzen betroffenen Körperhälfte irgendwelche Sensibilitätsausfälle finden und daß sich der Kopfschmerz nicht auf der der Lähmung entgegengesetzten, sondern auf der gleichen Seite findet. Diese Schmerzen werden „zentrale Schmerzen" genannt und bilden infolge ihrer Unbeeinflußbarkeit eine große Belästigung des Kranken und des Arztes. Alle Mittel, selbst Morphium, pflegen hier zu versagen. In der letzten Zeit wurde ein Mittel empfohlen, welches in manchen Fällen eine gewisse Wirkung entfaltet, nämlich Pyramidon mit Strychnin. Wenig bekannt ist es, daß ein äußerst heftiger, tagelang anhaltender Kopfschmerz das einzige Symptom einer Apoplexie sein kann; auch hier versagen die meisten Mittel und nur Morphium hat eine vorübergehende Wirkung.

Die Therapie des apoplektischen Kopfschmerzes deckt sich mit der Therapie der Apoplexie überhaupt; Analgetica und Alkaloide sind indiziert, Hypnotica sind zu meiden, Aderlaß indiziert, aber nicht wahllos zu verwenden, Lumbalpunktion nur im Notfall, d. h. bei anhaltender Bewußtlosigkeit oder schweren Atemstörungen. Der Kopf ist hochzulagern, Eisblase und Kopfkühler sind fleißig zu verwenden. Bei Herzmitteln sind schnell und heftig wirkende zu meiden (intravenöse Injektionen, Koffein, Strophantus usw.).

Eine recht seltene Ursache von Kopfschmerzen bilden die verschiedenen (arteriellen, venösen, arteriovenösen) Aneurysmen im Bereich des Schädels. Der Kopfschmerz ist dabei entweder sehr selten, heftig und bloß ein paarmal im Leben auftretend, manchmal in Begleitung zerebraler Erscheinungen, oder er ist häufig rezidivierend, ja sogar permanent, oft pulsierend und mit einem Geräusch verbunden, welches manchmal sogar auskultatorisch wahrnehmbar ist. Die Therapie dieses Kopfschmerzes lautet: Kopf hoch, Kopf kalt, Hals frei, Vermeidung von Hitze, Sonne, Bücken, Pressen, kopiösen Mahlzeiten, Husten und Niesen, ferner Stuhlregelung, Vermeidung von Alkohol, von Aufregungen, Kalziumtherapie per os, Analgetica, nötigenfalls Narcotica, manchmal vorsichtige Lumbalpunktion.

Eine sehr wichtige Gruppe der Gefäßkopfschmerzen bilden die Kopfschmerzen bei **luetischer Endarteriitis der Hirngefäße** oder bei der sogenannten Lues cerebri. Ebenso wie die Symptome der Lues cerebri sich mit jenen der Arteriosklerose zum großen Teil decken, so hat auch der Kopfschmerz dabei im Gegensatz zu anderen Formen der Lues nichts Charakteristisches. Zum Teil ist es der mehr permanente, tiefe, bohrende, oft nächtliche oder morgendliche Kopfschmerz, zum Teil der intermittierende, wechselnde und wandernde, manchmal migräniforme, manchmal angioparalytische, mit einem Wort der vasomotorische Kopfschmerz wie bei der Arteriosklerose. Man wird an Lues cerebri unter anderem denken, wenn sich der Kopfschmerz therapeutisch durch Jod auffallend stark beeinflußbar zeigt (die antiluetische Kur und ihr oft glänzender Erfolg sichern dann die Diagnose ex juvantibus), weiters wenn gewisse tabische Symptome vorhanden sind, welche sich mit der Lues cerebri gerne kombinieren, vor allem Pupillenstörungen usw. Wir werden weiters andere zerebrale Symptome suchen, unter welchen Augenmuskellähmungen (oft nur anamnestisch zu erheben) eine Rolle spielen. Wir werden selbstverständlich **in jedem Falle von Gefäßkopfschmerz** eine Wassermannreaktion im Blute machen lassen, dabei aber nicht vergessen, daß von allen metaluetischen Affektionen gerade die Lues cerebri oder die Lues cerebrospinalis, wie sie richtiger heißt, am häufigsten mit negativem Blut- und Liquorbefund einhergeht. Wir werden im Zweifelsfalle daher lieber zu viel als zu wenig antiluetisch behandeln. Die Behandlung des luetischen Gefäßkopfschmerzes deckt sich mit derjenigen des arteriosklerotischen in symptomatischer Hinsicht; der Unterschied besteht darin, daß hier eine kausale Therapie möglich ist. Fieberkuren sind in vielen Fällen überflüssig. Bei der antiluetischen Therapie spielt auch Jod eine hervorragende Rolle, namentlich in Injektionsform (Mirion stark, Neorhiodine usw.), während mit dem Neosalvarsan eine gewisse Vorsicht geübt werden muß, da es manchmal zu Verschlechterungen des Kopfschmerzes, offenbar nach Art einer Herxheimerschen Reaktion führt; in diesen Fällen leistet manchmal die orale Anwendung von Spirozid gute Dienste.

Vasomotorischer Kopfschmerz.

Unter diesem Sammelnamen verstehen wir folgende wichtige Arten von Kopfschmerzen: den Kopfschmerz bei Zirkulationsstörungen, den angiospastischen Kopfschmerz und seine Abart, die Migräne, und den angioparalytischen Kopfschmerz.

a) Kopfschmerz bei Zirkulationsstörungen.

Die Grenzen dieser und der folgenden Gruppen scharf zu ziehen ist schwer möglich. Sind doch manche Autoren der Meinung, daß auch die Kopfschmerzen bei allen möglichen internen, intrakraniellen und anderen Erkrankungen auf Zirkulationsstörungen u. dgl. beruhen. Wir meinen hier Kopfschmerzen, welche keine andere Ursache haben als eine durch nichtlokale Faktoren bedingte, verminderte oder verstärkte Füllung der Kopfgefäße (mit Ausnahme aktiver, d. h. durch die Tätigkeit der Gefäßnerven selbst bedingter Kaliberänderungen).

Beim Kopfschmerz infolge **Anämie** müssen wir zwischen akuter und chronischer Kopf- oder Hirnanämie unterscheiden.

Die **akute Anämie**, wie sie bei plötzlichen Blutverlusten, bei inneren Blutungen u. dgl. auftritt, führt selten zu einem heftigen Kopfschmerz, sie führt meistens zu Ohnmacht. Dieser Ohnmacht geht jedoch ein stark oder auch gar nicht schmerzhafter Druck besonders in der Mitte des Scheitels voraus, verbunden mit Schwindel, Ohrensausen, Verdunkelung des Gesichtsfeldes, Parästhesien besonders im Bereiche des Kopfes. Bei leichten Zuständen dieser Art kann der Kopfdruck das Hauptsymptom sein. Ein halbseitiger Kopfschmerz kommt dabei fast nie vor.

Therapie: Tieflagerung des Kopfes, Blutstillung.

Die **chronische Hirnanämie** sehen wir nach starken Blutverlusten, aber auch bei manchen Blutkrankheiten (Chlorose, perniziöse Anämie, sekundäre Anämie bei Sepsis, Tuberkulose usw.), teils als Folge der Verringerung der Gesamtblutmenge, teils infolge Verschlechterung der Blutzusammensetzung, welche ähnlich wirkt, nämlich auf dem Wege der Ernährungsstörung. Der Kopfschmerz dabei ist sehr häufig, er ist nicht dauernd, aber er tritt sehr oft und durch Stunden auf, er ist selten heftig, meistens ist er dumpf und drückend, diffus, wobei besonders die Schläfen, dann die Stirne schmerzen. Als Begleiterscheinungen erwähnen wir besonders Müdigkeit, Gähnen, Schlafsucht, Flimmern vor den Augen.

Die symptomatische Therapie hat die Anämie zu berücksichtigen: Tieflagerung des Kopfes, Liegekur, Warmschlauch auf den Kopf, Höhensonnen- und Sonnenbestrahlungen, koffeinhältige Analgetica, Pyramidon, Amylnitriteinatmung. Die kausale Therapie deckt sich mit der Therapie der Anämie: also Eisen, Arsen, zu denen in den letzten Jahren die oft ausgezeichnet wirksamen Leber- und Magenpräparate hinzukamen (Leber und Magen selbst zubereitet, Hepartrat, Hepatopson, Ventraemon, Ventrocythol u. a. per os, Pernaemon, Campolon u. a. per injectionem). Belebung des Kreislaufes durch kalte Teilabreibungen, kalte Ganzpackungen, Übergießungen, Bürstenbäder, Massage, Faradisation des ganzen Körpers ist am Platze; Gymnastik ist nur bei ganz leichten Fällen anzuwenden. Die Reaktionen der Haut auf die kalten Prozeduren sind meistens schwach. Bei manchen Patienten muß man sie wegen der damit verbundenen Kältegefühle aufgeben; bei anderen wirken sie erst dann gut, wenn sie energisch genug, d. h. kalt genug sind.

Von der Hyperämie wollen wir ähnlich wie bei der Anämie bloß die passive Hyperämie an dieser Stelle besprechen, die aktive erst im Kapitel des angioparalytischen Kopfschmerzes. Das Beispiel einer passiven Hyperämie wäre etwa der Kopfschmerz, welcher sich einstellt, wenn man eine Zeitlang in überhängender Kopflage verharrt. Es leuchtet ein, daß sich ein solcher Kopfschmerz normalerweise nicht einstellt, bei gewissen Individuen aber (man bezeichnet sie in der Literatur zu Unrecht mit dem einfachen Schlagwort Neuropathen) sehr leicht; er ist verbunden mit Kongestion, Völlegefühl des Kopfes, Flimmern, Ohrensausen oder Schwindel, Pulsieren des Kopfes. Darnach kann ein mehr dauernder Kopfschmerz verschiedenen Charakters hinterbleiben, welcher manchmal eher der nachfolgenden Anämie als der Hyperämie selbst zuzuschreiben ist.

Eines müssen wir bei solchen Angaben und Beobachtungen stets vor Augen behalten: die Hyperämie des Gehirnes kann alle möglichen versteckten Kopfschmerzen provozieren (z. B. bei Hirntumor, Meningitis serosa usw.). Also selbst dort, wo wir eine Verursachung durch Hyperämie annehmen, dürfen wir uns nicht mit dieser Erklärung begnügen. Die Hyperämie kann sehr leicht nur die Rolle eines Agent provocateur bilden.

Viel wichtiger als die arterielle ist die venöse Hyperämie. Sie kommt zustande bei engem Kragen, Strumen und Tumoren am Halse, Tumoren der Lunge und solchen, welche die Trachea komprimieren, bei Vitien, Lungenemphysem, vielem Husten, bei Trompetenbläsern u. dgl. Diese Hyperämie kann auch Kopfschmerz verursachen. Einzelne Autoren behaupten, daß eine stärkere Füllung der Pacchionischen Granulationen und ihr Hineinpressen in den Knochen Schuld trage an dem Kopfschmerz. Der im Momente einer Hyperämie, etwa beim Blasen der Trompete auftretende Kopfschmerz ist zumeist stechend, seltener stark drückend und betrifft in der Regel den Scheitel, seltener die Schläfen, noch seltener andere Kopfpartien; er ist niemals halbseitig. Bei chronischer Stauung tritt ein Kopfschmerz auf, welcher einen mehr permanenten, drückenden Charakter hat und sich gerne an den Schläfen lokalisiert. Seine Verstärkung durch alle Momente, welche die Hyperämie vergrößern, Bücken, Pressen, Husten, Niesen usw., ist auffallend; auch tiefe Kopflage wird vermieden; Obstipation verstärkt diesen Schmerz manchmal in eklatanter Weise. Umgekehrt wirkt eine kräftige Stuhlentleerung, Öffnen des Kragens usw. wohltuend. Zyanose des Gesichtes, Schwellung der Halsvenen muß dabei nicht immer in die Augen springend sein. Die Therapie richtet sich in erster Linie auf Beseitigung der Ursache: Entfernung des engen Kragens, Berufswechsel, Strumaoperation, Herzmittel, Abführmittel usw. sind am Platze. Die Analgetica sind mit Koffein gemischt zu geben. Kalte Umschläge auf den Kopf, warme Hand- oder Fußbänder, kühle Halbbäder, Kohlensäurebäder kommen in Frage. Hochlagerung bei Nacht, manchmal auch Massage des Kopfes wirken günstig. Die Patienten geben öfters an, daß ihnen ein Druck auf die Schläfen den Schmerz mildert, in gewissen Fällen tragen die Kranken gerne eine Binde um den Kopf.

b) Der angiospastische Kopfschmerz.

So nennen wir jenen Kopfschmerz, welcher sich im Gefolge von Gefäßkontraktionen im Bereiche des Kopfes oder des Gehirnes einstellt. Man kann nicht behaupten, daß unsere Kenntnisse darüber sehr exakt sind, obwohl wir ja solche Angiospasmen an Hirnverletzten oder im Verlaufe von Hirnoperationen, durch Beobachtung des Fundus oculi direkt sehen können. Wir wissen, daß Angiospasmen durchaus nicht immer Kopfschmerz hervorrufen, sie können auch eine Ohnmacht, einen Schwindel, einen epileptischen Anfall ohne Kopfschmerz herbeiführen. Warum nun in dem einen Falle dabei ein Kopfschmerz entsteht, im anderen nicht, können wir nicht sagen. Wie bei allen Angiospasmen muß auch das anfallsweise Auftreten oder zumindest das anfallsweise Exazerbieren für die Diagnose des angiospastischen Kopfschmerzes gefordert werden. In der Praxis pflegen wir ferner den Kopfschmerz als angiospastisch anzusehen, wenn er mit einem Erblassen des Gesichtes verbunden ist. Der Verdacht auf angiospastischen Kopfschmerz entsteht auch dort, wo Anhaltspunkte für Angiospasmen in anderen Körpergebieten vorhanden sind, wie z. B. Neigung zu Ohnmachten, transitorische Amaurosen (das heißt hie und da auftretende, durch Stunden dauernde Erblindungen), Anfälle von Menière-Schwindel (Drehschwindel mit Ohrensausen, Erbrechen), Anfälle von Akroasphyxie an den Händen, von Akroparästhesien, von Angina pectoris und ihr ähnlichen

Beschwerden (Pseudoangina). Wir werden an Angiospasmen (und auch an Angioparalysen), die Pal treffend „Gefäßkrisen" benannt hat, denken müssen, wenn Zeichen einer vegetativen oder bloß vasomotorischen Übererregbarkeit vorhanden sind, wie Pulslabilität, starker Wechsel der Gesichtsfarbe, starke Schwankungen des Blutdruckes bei wiederholten Messungen, Blutdruckdifferenzen zwischen beiden Seiten, respiratorische Arrhythmie, Dermographismus mit starkem weißen Anteil am Rande, ferner Angaben über vegetative Anomalien im Bereiche der Haut (Urticaria, Quinckesches Ödem), des Darmes (Darmspasmen, Colica mucosa), der Lungen (Asthma bronchiale), der Blase (Urina spastica) usw. Wir werden schließlich an Angiospasmen dort denken, wo eine Ursache für solche vorhanden sein könnte (familiäre Disposition, Nephritis und Nephrosklerose, Hypofunktion der Nebenschilddrüsen, d. h. latente Tetanie, Blei, Nikotin usw.). Wie bereits gesagt, wollen wir den klassischen angiospastischen, in der Regel halbseitigen Kopfschmerz gesondert besprechen (siehe Migräne). Hier ist es aber notwendig, zu betonen, daß es auch angiospastische Kopfschmerzen gibt, welche nicht den Typus einer Hemikranie haben, sondern den eines diffusen, dumpfen Kopfschmerzes, manchmal mit Prävalenz der Schläfengegend. Doch wäre es verfehlt, nur bei dieser Form der Kopfschmerzen an Angiospasmen zu denken; vielmehr scheint es, daß hier (vielleicht je nach der Anzahl und der Lokalisation der krampfenden Arterien) eine große Mannigfaltigkeit der Kopfschmerzformen zustande kommt, manchmal charakterisiert durch die Art der begleitenden zerebralen Erscheinungen. So pflegt man z. B. einen Hinterhauptschmerz mit starkem Flimmern auf die Arteria profunda cerebri zurückzuführen, welche die Sehrinde im Hinterhauptslappen versorgt; einen linksseitigen Kopfschmerz mit leichten Sprachstörungen im Anfall auf die linke Arteria fossae Sylvii usw.

Die Behandlung des angiospastischen Kopfschmerzes ist zum Teil eine kausale, also salz- und fleischarme Kost, Diuretin bei Nierenaffektionen, Berufswechsel bei Bleischädigung, Epithelkörperchenpräparate bei latenter Tetanie, Rauchverbot bei Nikotinschäden usw.; man behandelt die vegetative Übererregbarkeit durch Kalkzufuhr per os und per injectionem, durch Kaltwasserkuren (Halbbäder, wechselwarme, Bürstenbäder u. dgl.), durch Zufuhr von Hormonpräparaten bei Unterfunktion einer endokrinen Drüse usw. Sedative und roborierende Maßnahmen sind von Vorteil dort, wo es sich um geschwächte, um nervöse Individuen handelt, was sehr häufig der Fall ist. Im Anfall ist Inhalation von Amylnitrit, perlinguale Applikation von Nitroglyzerin manchmal von Vorteil, ferner Analgetica (besonders Pyramidon mit Koffein enthaltende), Luminaletten, 4—6 Stück am Tage verteilt, oder — noch besser — Luminal 0,1 (bei Überempfindlichen die Hälfte), am Abend durch 10 Tage und nochmals nach einer Pause. Luminal wirkt wohl besonders gut dort, wo Schlaflosigkeit vorliegt, welche unbedingt zu bekämpfen ist. Man soll es aber jedenfalls auch dort versuchen, wo nicht über Schlafstörung geklagt wird. Am Kopf wirkt Warmschlauch im Anfall und auch als tägliche Behandlung wohltuend, Tieflagerung des Kopfes im Anfall und im Schlafe wird mit Recht empfohlen. Man meide aber mit Rücksicht auf unberechenbare, in seltenen Fällen sogar zum Exitus führende Reaktionen des Gefäßapparates heftig wirkende thermische Prozeduren, insbesondere kalte Duschen, kalte Ganzpackungen, Heißluftkasten, Dampfbad u. dgl. Galvanisation des Kopfes mit zwei gleich großen, etwa handtellergroßen Elektroden, wirkt gut, wobei die Anode an die am meisten schmerzenden Partien, die Kathode gegenüber angelegt wird; man verwendet in der Regel 2, bei Überempfindlichen 1 Milliampere, sehr langsam ein- und ausschleichend. Dort, wo auch diese Prozedur unangenehm empfunden wird, ist sie jedoch zu unterlassen, da sie bei solchen Fällen direkt schadet. Ein Röntgenbefund des Schädels ist jedenfalls zu empfehlen, da Kombinationen mit Hydrocephalus vorkommen, welche mit Dextroseinjektionen oder mit Röntgenbestrahlungen mitzubehandeln sind. Für Lumbalpunktion sind diese Fälle sehr empfindlich; sie ist nur dort vorzunehmen, wo es diagnostisch unbedingt notwendig erscheint, hingegen ist in jedem Falle ein Blut-Wassermann zu machen. Es ist selbstverständlich, daß man sich genau nach der Lebensweise erkundigen und alles Schädliche ausschalten muß, speziell Übergenuß von Tee und Kaffee, langes Hungern, Coitus interruptus und frustrane sexuelle Erregungen, Schlafverkürzung, psychische Überarbeit, Aufregungen, Hast, jähen starken Temperaturwechsel, direkte Sonnenbestrahlung des Kopfes, z. B. beim Sport, der in leichterer Form (Tennis, Reiten u. dgl.) gestattet und günstig ist. Sehr günstig ist in manchen Fällen ein kurzes tägliches Schwimmen bei darin Geübten, wobei jedoch unbedingt der Kopf vorher gut mit Wasser abgekühlt werden muß. Hier muß jedoch immerhin weites Hinausschwimmen und Entfernen von einer Rettungsmöglichkeit vorsichtshalber verboten werden. Unbedingt zu verbieten ist das Schwimmen bei jenen mit Angiospasmen nicht allzu selten vergesellschafteten Fällen, bei welchen unter dem Einfluß von Kälte eine Urticaria auftritt (Kälte-Urticaria). Es unterliegt nämlich keinem Zweifel, daß ein Großteil der Fälle von plötzlichem Badetod sich aus dieser Gruppe rekrutiert.

c) Migräne.

Die Migräne wird in der Literatur auch als Hemikranie bezeichnet. Zu Unrecht, denn der halbseitige Kopfschmerz, die Hemikranie, bildet nur ein Teilsymptom des Migräneanfalles, welches allerdings meistens im Mittelpunkt des Anfalles steht; es sind aber Fälle gar nicht so selten, bei denen der Kopfschmerz (immer oder manchmal) nicht den hemikranischen Typus hat, sondern beide Kopfhälften umfaßt, nur gewisse Kopfpartien einseitig oder beiderseits befällt oder sogar wandert. Und schließlich darf man nicht vergessen, daß es auch Migräneanfälle ohne Kopfschmerz gibt, die man als Migräne-Äquivalente bezeichnen kann.

In klassischer Form tritt die Migräne in Anfällen von verschiedener Dauer und mit verschiedenen Intervallen auf. Der Anfall besteht in der Regel in einem äußerst heftigen, auf eine Schädelhälfte lokalisierten Kopfschmerz von bohrendem Charakter und ist begleitet von starkem Flimmern vor den Augen, oft Übelkeit und schließlich Erbrechen, welches gewissermaßen den Höhepunkt des Anfalls bildet, indem danach der Kopfschmerz rasch oder langsam abklingt. Von diesem klassischen Anfall gibt es zahlreiche Varianten.

Dem Anfall geht oft eine „Aura" (Prodrome) voraus in verschiedener Form: Abgeschlagenheit, Schläfrigkeit, Gähnen, Kopfdruck, Schwindel, Depression, Hunger, Durst, Erregung, faszikuläres Wogen im Orbicularis orbitae oder in anderen Muskeln. Vielfach bildet das Auftreten des Flimmerns oder des sogenannten Flimmerskotoms die Aura eines Anfalls, welche unter Umständen sogar mit dem Beginn des Kopfschmerzes verschwindet. Manchmal wird über die sonderbarsten Auraerscheinungen berichtet, wie z. B. Auftreten bestimmter Vorstellungen. Diese Aura dauert zumeist eine viertel bis eine halbe Stunde, doch gibt es Ausnahmen. Es gibt z. B. Migräneleidende, welche ihren Anfall schon tagelang vorher spüren. Dann wandelt sich der meistens bestehende dumpfe Kopfdruck rasch oder langsam in einen immer heftiger werdenden typischen, halbseitigen Schmerz, welcher nach verschieden langer Zeit seinen Gipfelpunkt erreicht, um rasch oder langsam, meistens erst, nachdem Erbrechen aufgetreten ist, abzuklingen. Die Begleiterscheinungen dieses Anfalls sind zumeist ein schweres Krankheitsgefühl, welches sogar die energischesten Menschen aufs Krankenlager wirft, weiters Flimmerskotome verschiedener Art; sie werden zumeist so geschildert, daß sich eine leuchtende, flimmernde Wand von der Seite her heranschiebt und das Gesichtsfeld, und zwar meistens nur zur Hälfte, verdeckt (selten ist die untere oder obere Hälfte des Gesichtsfeldes abgedeckt); der Rand dieser Flimmerwand ist meistens nicht gerade, sondern girlandenförmig oder an die Begrenzung einer alten Festungsmauer erinnernd (daher der Name Teichoskopie). Für den organischen Charakter dieses Phänomens spricht deutlich der Umstand, daß dort, wo es sich um ein halbseitiges, d. h. hemianopisches Flimmerskotom handelt, dieses sich immer an der Gegenseite der Kopfschmerzen befindet (die rechte Okzipitalrinde versorgt die linken Gesichtsfeldhälften). Die weiteren Begleiterscheinungen des Anfalls sind schwere gastrische Symptome, absolute Appetitlosigkeit, Übelkeit, Würgegefühl, Erbrechen, welches manchmal unstillbar ist, selten Durchfall und Darmspasmen, Atonie und Dilatation des Magens, Polyurie, noch seltener Speichelfluß, Tränen, Schwitzen, Temperatursteigerung. Weiters besteht eine Überempfindlichkeit gegen Sinnesreize und andere Reize, so daß der Migräneleidende im Anfall meistens nicht davon abzuhalten ist (und nicht abgehalten werden soll), sein Bett aufzusuchen, das Zimmer zu verdunkeln und regungslos, nur hie und da einen Schluck kalten Tees oder einer anderen Flüssigkeit genießend, das Ende des Anfalls abzuwarten. Diejenigen, welche unter Zuhilfenahme der verschiedensten schmerzstillenden Pulver ihre Arbeit fortzusetzen vermögen, sind schon leichtere Fälle. Nach dem Anfall tritt zumeist tiefer Schlaf ein, aus dem die Kranken erfrischt, manchmal sogar mit einem ausgesprochenen Wohlgefühl erwachen, oder es tritt sogar der Schlaf schon während des Anfalls ein, und wenn die Kranken erwachen, sind sie frei von Schmerzen. Der Schmerz selbst betrifft zumeist eine Kopfhälfte; doch ist es nicht immer dieselbe, bei manchen Kranken sieht man sogar ein ziemlich regelmäßiges Alternieren der Seiten. In vielen Fällen beginnt der Kopfschmerz auf einer Seite und greift dann auf die andere über. Es ist auch meistens nicht die ganze Seite auf einmal betroffen, sondern der Schmerz beginnt an irgendeinem, meistens immer demselben Punkte, zumeist vorne oder hinten, und breitet sich allmählich auf die ganze Seite aus. In atypischen Fällen sitzt er nur im Vorderkopf, in der Stirne beiderseits, über beiden Schläfen, beiden Augen, seltener am Hinterhaupt oder nur an der Glabella, oder er wechselt während des Anfalls die Lokalisation. Der Schmerz des Anfalls vergeht meistens spurlos; selten bleibt noch durch einige Tage eine Empfindlichkeit zurück, etwa in der Form eines beim Husten auftretenden Kopfschmerzes u. dgl.

Die Dauer des einzelnen Anfalles beträgt mehrere (meistens 8—12) Stunden, bis zu 1, selten 2 Tagen. Wohl sehen wir Fälle, bei denen der Anfall in schwankender Intensität auch 14 Tage anhalten kann, doch handelt es sich zumeist um atypische, oft um psychogen überlagerte Fälle. Das Intervall zwischen den einzelnen Anfällen kann ein paar Tage, aber auch Jahre dauern. Andererseits kann auch in seltenen Fällen ein Anfall auf den anderen folgen, so daß das schwere Bild eines Status migraenosus entsteht. Wir sahen einen Fall in einem solchen Zustand zugrunde gehen.

Zu den oben besprochenen Begleiterscheinungen des Anfalles gesellen sich in gewissen Fällen auch anfallsweise auftretende zerebrale Herdsymptome, wie flüchtige Augenmuskellähmungen (migraine ophthalmoplégique), flüchtige Hemiparesen, Parästhesien, Aphasie, Agraphie, Metamorphopsien (die Gegenstände werden verkleinert gesehen oder schief stehend usw.). Manchmal kommt es da zu Verwechslung mit hysterischen Überlagerungen. Eine Regel muß man sich daher vor Augen halten: die organisch bedingten Paresen und Sensibilitätsstörungen befinden sich auf der Gegenseite des Kopfschmerzes, die hysterischen auf der gleichen Seite wie der Kopfschmerz.

Die geschilderten zerebralen Phänomene sind flüchtig. Hie und da kommt es aber vor, daß, nachdem sich z. B. eine passagere Augenmuskellähmung in derselben Weise wiederholt hat, sie auf einmal als Dauerdefekt übrigbleibt. Man stellt sich das vor als eine Dauerschädigung des Gewebes durch wiederholte Ischaemien. Meistens hat der Kranke immer dieselben Erscheinungen. Bei manchen Patienten wechseln sie häufig. Hie und da treten all diese Erscheinungen auch isoliert ohne Kopfschmerz auf. Man spricht dann von Migräneäquivalenten. Solche Äquivalente gibt es auf allen Gebieten des Körpers. Wir sehen heftige, tiefsitzende, bohrende Schmerzen im Abdomen, Schmerzen in den Nieren mit Albuminurie, bei Kindern Bauch- und Nabelschmerzen, Anfälle von Erbrechen, von Schwindel, von Kardialgien, von Sodbrennen. Zu erwähnen sind auch die psychischen Äquivalente. Ebenso wie es verschiedenartige psychische Begleiterscheinungen des Anfalls selbst gibt (Depressions-, Verwirrtheits-, Dämmerzustände, manische Erregungszustände), ebenso kommen alle diese Zustände in seltenen Fällen auch als Migräne-Äquivalente vor, was eine gewisse forensische Bedeutung haben kann. Auch Halluzinationen, besonders optische, kommen vor.

Wenn wir nun zur Besprechung der Ursachen der Migräne übergehen, müssen wir unterscheiden zwischen einer Grundursache und Auslösungsursachen. Die Grundursache der Migräne ist letzten Endes eine bestimmte Disposition. Man kann vielleicht annehmen, daß diese Disposition bei mehr Menschen vorhanden ist als wir glauben, aber in sehr verschieden starkem Maße. Bei den Fällen, bei welchen sie nur in schwachem Grade vorhanden ist, bedarf es meistens ungewöhnlicher (pathologischer) Reize als Auslösungsursachen. Die Patienten kennen sehr oft die Auslösungsursache ihrer Anfälle, und wenn es sich nicht um einen etwa durch den Beruf aufgezwungenen häufigen Reiz handelt, haben sie ihre Anfälle selten; sie sind auch vom therapeutischen Standpunkt günstigere Fälle. Bei anderen ist die Disposition groß, schon banale (physiologische) Reize des täglichen Lebens genügen, um die Anfälle hervorzurufen; es ist daher schwer, diese Fälle zu behandeln. Man erkennt sie oft daran, daß sie die ersten Anfälle sehr frühzeitig, oft schon in früher Kindheit, bekommen. Die Analogie mit dem Asthma bronchiale liegt auf der Hand.

Wir sprachen von einer Auslösungsursache. Oft handelt es sich aber nicht um eine einzelne Ursache, sondern um eine bestimmte Konstellation von Faktoren, welche erst alle zusammen die Anfälle auslösen oder aber die vorhandene Disposition steigern. Man ersieht schon daraus, daß man bei jedem einzelnen Fall die Vielheit seiner ätiologischen Faktoren gesondert analysieren und — was daraus schon hervorgeht — auch individuell behandeln muß. Das erklärt die große Zahl der verschiedenen Migränekuren und Migränemittel und die zahlreichen Versager der Mittel im Einzelfalle.

Man kann in sehr vielen Fällen feststellen, daß die Disposition zur Migräne familiärer Natur ist. Teils handelt es sich um direkte Vererbung, so daß zahlreiche Mitglieder derselben Familie von Migräne befallen sind. Teils findet man in der Aszendenz und der Deszendenz andere Arten von Kopfschmerzen. Teils bestehen zu anderen Leiden Beziehungen, welche sehr lehrreich sind. Sie zeigen uns, daß eine gewisse Labilität im Psychischen und Somatischen zu den Grundbedingungen der Migräne gehören muß. Denn wir finden in der Familie der Migräneleidenden besonders anfallweise auftretende Zustände, ferner Zustände, welche mit Überempfindlichkeit und Allergie zu tun haben, und schließlich psychische Labilität (Hysterie, Psychopathie, Neurasthenie). Wir finden also in der Familienanamnese von Migränepatienten nicht selten Epilepsie, Asthma, Urticaria, aber auch Heufieber, Ekzeme usw.

Der **psychische Zustand** des Kranken selbst im Intervall ist oft abnorm, und zwar im Sinne einer Neurasthenie, seltener Hysterie. Doch ist es notwendig, zu betonen, daß es genug Migräneleidende gibt, welche im Intervall psychisch völlig normal sind. Bei der Neurasthenie, zum Teil auch bei der Hysterie der Migräniker ist es durchaus nicht immer so, daß diese Zustände zu den Ursachen der Migräne gehören, vielmehr scheint es öfters so zu sein, daß sie durch schwere, anfallsreiche Migräne verursacht werden. Therapeutisch und diagnostisch liegen jene Fälle besonders schwer, wo sich die neurotischen Zustände mit den Migräneanfällen mischen, diese verstärken, verfärben, verlängern, imitieren, provozieren usw. Es handelt sich dabei klinisch fast durchwegs um besonders schwere, das heißt therapierefraktäre Fälle, oft mit sehr lange dauernden Anfällen (bis zu 14 Tagen) oder mit einem chronischen migränösen Zustand, welcher zum Teil ganz atypische Züge trägt. Es ist also einerseits nicht statthaft, bei ganz aus dem Rahmen fallenden anfallsweisen, periodischen, ja sogar permanenten Kopfschmerzen von vornherein die Migräne oder zumindest die migränöse Komponente auszuschließen, anderseits ist es unmöglich, diese Fälle zu analysieren und mit Erfolg zu behandeln, wenn man sich nicht mit der Psyche dieser Kranken, mit dem psychischen Anteil des Anfalls selbst auf das eingehendste befaßt, wenn man nicht versucht, in irgendeiner Weise (siehe unter neurasthenischer Kopfschmerz) die Psyche zu beeinflussen. Macht man das (etwa in der Art der Psychoanalyse) bei Fällen, bei denen die psychischen Reize die wichtigste Auslösungsursache von Migräne bilden, so kann man damit auch gute therapeutische Erfolge erzielen.

Der **Verlauf** der Migräne ist verschieden. Zumeist beginnt sie in der Pubertät, seltener schon in der Kindheit und dauert dann meistens bis etwa in das 5. Dezennium, seltener bis ins Senium hinein, und zwar, wie bereits erwähnt, in verschiedenster Intensität, mit verschieden langen Intervallen. Das fast chronische Leiden mit mehreren Anfällen in der Woche bildet das eine Extrem, Beschränkung auf bloß wenige Anfälle im Leben das andere. Bei Frauen prävaliert die menstruell auftretende Migräne und das Verlöschen im Klimakterium. Oft handelt es sich jedoch nicht um ein Aufhören, sondern um eine Umwandlung in eine ganz andere Art von Kopfschmerzen, die man nennen könnte „**den postmigränösen klimakterischen Kopfschmerz**": kein anfallsweiser, sondern ein permanenter, kein hemikranischer, sondern ein diffuser Kopfschmerz ohne die hemikranischen Begleiterscheinungen, dafür aber oft mit Neigung zu Wallungen oder ständiger Gesichtsröte oder mit Akne rosacea. Im Gegensatz zu Migräne besteht eine Überempfindlichkeit gegen alle vasodilatatorischen Maßnahmen, wie Nitrite, Tieflagerung des Kopfes, Hitze jeder Art (z. B. Arbeiten beim Küchenherd) — mit einem Wort, es treten die Erscheinungen eines angioparalytischen Kopfschmerzes auf. Sie pflegen ähnlich wie die sogenannte klimakterische Neurose nach 1—5 Jahren abzuklingen.

Es bleibt nun noch übrig, die häufigsten Faktoren zu besprechen, welche als Auslösungsursachen, sei es der Krankheit, sei es einzelner Anfälle, in Frage kommen. Hier begegnen wir einer enormen Mannigfaltigkeit von Faktoren. Psychische Überanstrengung, Überanstrengung der Augen, starke Sinnesreize (Licht, Lärm usw.), Aufregungen, Aufenthalt in überheizten Räumen, Onanie, reflektorische Vorgänge durch Reize aus dem Nasenraum, von der Sexualsphäre her, Entozoen, uratische Diathese, Alkoholabusus oder einmaliger Alkoholgenuß, Nikotin, Aufenthalt in rauchigen Lokalen, in schlechter Luft, Coitus, Luftdruckschwankungen, Schirokko und andere Winde, verschiedene Gerüche, Eisenbahnfahrt, Kaffee, Tee, verschiedene Idiosynkrasien auf allen möglichen Gebieten, Obstipation, verschiedene akute Erkrankungen, Hypertrophie der Tonsillen, Appendizitis usw. werden als Auslösungsursachen der Erkrankung oder der einzelnen Anfälle beschuldigt und zum allergrößten Teil mit Recht.

Man kann sich vorstellen, daß entsprechend der Mannigfaltigkeit des Krankheitsbildes und seiner Begleitumstände auch verschiedene Theorien entstanden sind, welche die Migräne erklären sollten. Zwei Theorien werden in letzter Zeit besonders in Betracht gezogen: die angiospastische und die allergische. Eine kleine Gruppe von Migränefällen nennt man im Gegensatz zu der „weißen", der angiospastischen, der sympathikotonischen Migräne die „rote", die vagotonische, die angioparalytische Migräne. Bei ihr finden wir im Intervall vagotonische Zeichen, wie Bradykardie usw. (welche, nebenbei gesagt, auch bei der weißen Migräne nicht selten sind) und im Anfall Rötung des Gesichtes, vasodilatatorische Phänomene, sonst aber den ziemlich typischen hemikranischen Anfall mit Flimmerskotom und Erbrechen. Es ist klar, daß diese Gruppe therapeutisch anders zu behandeln ist, doch wollen wir dies bei der relativ geringen praktischen Bedeutung dieser Gruppe, zu welcher viele Fälle von Halbseitenkopfschmerz zu Unrecht hinzugezählt werden, nicht gesondert besprechen, sondern auf das nächste Kapitel der angioparalytischen Kopfschmerzen hinweisen.

Auch derjenige, welcher sich der allergischen Theorie gegenüber im allgemeinen skeptisch verhält, muß zugeben, daß es zumindest eine Gruppe von allergischer Migräne gibt. Dafür sprechen zahlreiche äußere Analogien zu den allergischen Krankheiten; wir verweisen auf die individuellen und familiären Beziehungen zu diesen Krankheiten, auf vereinzelte Tatsachen von Auftreten typischer Migräneanfälle nach Quallenbiß, bei Pelzarbeitern, bei Teer- und Naphthalinarbeitern usw., also unter denselben Umständen, bei denen auch erstmaliges Auftreten von Urticaria, Asthma usw. beobachtet wird. Die allergische Theorie stützt sich ferner auf den positiven Ausfall von Hautproben mit Extrakten von verschiedenen Nahrungsmitteln, von Pollen, von Bakterien. Beweisender sind direkte Beobachtungen von Auslösung der Anfälle durch verschiedene Nahrungsmittel, Besserung der Anfälle durch Auslassen dieser Mittel oder durch Desensibilisierung ihnen gegenüber. Die amerikanischen Autoren haben bei einzelnen Fällen verschiedene solche Überempfindlichkeiten gefunden; am häufigsten genannt werden Fleisch, Fische, Eier, Milch, Nüsse, Bohnen, Schokolade, Oliven. Dagegen scheinen Klimaallergene keine große Rolle zu spielen, doch kann man sich immer wieder überzeugen, daß von einzelnen Kranken ein Aufenthalt in großen Höhen, ähnlich wie bei Asthma, sehr gut wirken kann.

Ähnliches wie von der allergischen gilt auch von einigen anderen Migränetheorien. Man führte zum Beispiel die Migräne auf einen Hypothyreoidismus zurück; es unterliegt keinem Zweifel, daß es eine kleine Gruppe von Migränikern mit hypothyreotischen Symptomen manchmal nur leichter Art gibt, welche auf Thyreoidin gut reagieren. Aber es gibt auch (seltener) hyperthyreotische Migräneleidende. Ebenso könnte man statt der entsprechenden Theorien auch noch andere Gruppen herausheben: eine kleine myalgische, welche auf antirheumatische Mittel, Massage usw. anspricht, eine größere gichtische, welche auf fleischlose Kost usw. gut reagiert, eine noch größere reflektorische, bei welcher eine Nasenmuschelresektion, eine gynäkologische Operation usw. Wunder wirkt, und endlich eine große biliäre Gruppe, bei welcher Hyperazidität und Anomalien der Gallensekretion eine Rolle spielen und welche mit Duodenalspülungen, mit Alkalien behandelt werden kann. Man darf allerdings bei all den erwähnten Zuständen nicht einfach jeden Kopfschmerz mit Migräne identifizieren.

Bei dem bekannten Zusammenspiel des vegetativen Nervensystems mit den Hormondrüsen ist es begreiflich, daß nicht bloß die Schilddrüse allein für die Migräne verantwortlich gemacht wurde, sondern auch eine Hypofunktion der Hypophyse, der Nebenschilddrüsen, der Keimdrüsen mit sehr einleuchtenden Argumenten ins Treffen geführt wurde. Auch hier stehen wir auf dem Standpunkt, daß einerseits an allen diesen Beobachtungen etwas Wahres ist und daß anderseits keine der Theorien Anspruch auf Allgemeingültigkeit erheben kann. So sprechen für die Rolle der Hypophyse einzelne Erfolge, welche man mit Hypophysenextrakten erzielen konnte. Der Zusammenhang mit den Generationsvorgängen des Weibes mußte schon frühzeitig auffallen. Bei Frauen sehen wir ungewöhnlich häufig eine Kombination der Migräne mit Zeichen einer Hypofunktion der Ovarien (Menstruationsstörungen, viriler Behaarungstypus, Fettsucht, Frigidität); in diesen Fällen können wir die Therapie der Migräne durch Ovarialpräparate und Progynon sehr wirksam unterstützen. Und schließlich findet sich bei einer gewissen Gruppe von Migräne häufig positives Chwosteksches Phänomen, gesteigerte mechanische Übererregbarkeit der Muskeln usw. — Zeichen, welche in die Richtung der Parathyreoideae hinweisen. Tatsächlich hat man auch mit Kalk und mit Parathormon Erfolge bei der Migräne gesehen.

Die Darstellung der Therapie der Migräne fällt daher schwer; wir können im einzelnen (schweren) Fall nicht genug therapeutische Ideen haben, wobei wir namentlich die Wichtigkeit der Kombination verschiedener therapeutischer Maßnahmen berücksichtigen müssen.

Zuerst wollen wir erwähnen, daß es Spontanheilungen der Migräne nicht bloß im Klimakterium und Senium gibt, sondern daß in einzelnen Fällen auch in der Gravidität, in der Menarche, bei Klimawechsel, nach Kopftraumen, nach Typhus usw. Spontalheilungen gemeldet wurden.

Wir wollen ferner nochmals erwähnen, daß die Beseitigung von Auslösungsursachen (Änderungen in der Lebensweise, in der Ernährung, Therapie der Obstipation, der Nase, der Tonsillen, der adenoiden Wucherungen, der Anämie) oft von großem Wert ist.

Bezüglich der Diät sind Kostformen verschiedenster Art zu versuchen. Die meisten Autoren betonen die Wichtigkeit der Purineinschränkung, also fleischlose oder fleischarme Kost. Anderseits wird auch vor forcierten diätetischen Maßnahmen mit Rücksicht auf die dabei beobachteten Verschlechterungen gewarnt. Manche sahen Erfolge mit der sogenannten Ketodiät, welche darauf abzielt, durch Einschränkung der Kohlehydrate und reichliche Fettzufuhr Azetonurie herbeizuführen. In den letzten Jahren war viel von den Erfolgen der Gerson-Diät bei der Migräne die Rede; Gerson erzählt, daß er seine eigene Migräne durch seine salz- und eiweißlose Kost beseitigt hat. Doch ist es gut, sich daran zu erinnern, was Gersón über seine Erfahrungen an tuberkulösen Migränekranken sagt; er berichtet, daß sich dort, wo Hauttuberkulose und Migräne zusammen vorkommen, die Migräne auf die Diät bessert, daß dort, wo Knochentuberkulose auftritt, die Migräne in diesem Moment auch ohne Diät schwindet, durch die Diät zuerst sogar wieder provoziert wird, um im weiteren Verlaufe nach längerer Zeit wieder zu verschwinden, daß sich bei aktiver Lungentuberkulose die Migräne auf die Diät zuerst bessert, nach Monaten wiederkommt und sich dann nur sehr langsam bessert. Wir sehen also, daß hier viel zu komplizierte Verhältnisse vorliegen, als daß man vor Versagern geschützt sein könnte. Im Anfall selbst beginnen die Kranken auf Grund eigener Erfahrung zu hungern. Salzlosigkeit wird von vielen Kranken gelobt. Alkalische Mineralwässer, reichliche Flüssigkeitszufuhr, Abführmittel werden empfohlen. Auch nach einer Magenspülung oder nach mehreren Spülungen sah man überraschende Erfolge. Die Amerikaner empfehlen wiederholte Duodenalspülungen (Einführung der Duodenalsonde, 30 Kubikzentimeter $33^0/_0$iger Magnesiumsulfatlösung, einmal wöchentlich, 6—8mal) und reichliche Zufuhr von Magnesiumsalzen. Wir selbst pflegen bei Fällen mit Hyperaziditätsbeschwerden, mit Dyspepsie, mit Obstipation, mit Gallensteinen stets Magnesium-Perhydrol mit Erfolg zu verwenden (1—3mal 2 Tabletten täglich). Man empfiehlt auch bis zu 20 Gramm Bismutum subnitricum täglich.

Was das Klima betrifft, so kann man, besonders bei Fällen, bei denen Klimaallergene vermutet werden, aber auch bei anderen Fällen Klimawechsel, besonders Aufenthalt in allergenarmem Klima, also vor allem im Höhenklima, versuchen. Manche Migräneleidende fühlen sich in kühlem, andere in warmem Klima besser. Aufenthalt an der See wird von manchen empfohlen, von anderen widerraten. Speziell die Nordsee soll ungünstig wirken, windige Gegenden sind ebenfalls zu widerraten. Auch von direkten Sonnenbestrahlungen des Kopfes ist zu warnen.

Was die physikalische Therapie betrifft, so wirkt oft allgemeine Massage günstig, ferner Massage des Kopfes, besonders der Stirne und der seitlichen Halspartien (wird aber von einzelnen Kranken nicht vertragen), Frottieren des Körpers, der Brust mit Frottierhandtuch (trocken) oder im Bürstenbad. Angeblich soll auch die Nervenmassage nach Cornelius gewisse Erfolge aufweisen. Bei Obstipierten und Darmatonikern ist die Bauchmassage, Vibrationsmassage und Faradisation des Bauches nicht zu vernachlässigen. Kaltwasserkuren jeglicher Art, milde und energische, werden empfohlen, doch sahen wir nur selten irgend welche nennenswerte Erfolge durch diese Therapie allein. Man kann sie höchstens, ebenso wie die bisher erwähnten Maßnahmen der physikalischen Therapie, als kleines Hilfsmittel neben anderen Behandlungen anwenden. Nicht selten werden hydrotherapeutische Prozeduren schlecht vertragen. Kalte Übergießungen des Kopfes sind zu meiden, bei allen Prozeduren empfehlen wir, zuerst eine kalte Badehaube auf den Kopf zu geben. Spezielle Anweisungen für die Hydrotherapie zu geben, erübrigt sich, weil alle Arten empfohlen wurden. Kopfkühlhaube wirkt selten gut. Heiße Prozeduren sind zu meiden, nicht aber warme. Von kalten Fuß- und Handbädern sieht man manchmal gute Wirkungen. Auch feuchte Kompressen über Nacht wurden empfohlen, ebenso Senffußbäder oder Senfteigumschläge auf den Nacken. Für die Abreibungen werden auch Essig, Kölnerwasser, Mentholspiritus empfohlen. Manche Kranke loben die Wirkung von Luftbädern.

Die Rolle der Elektrotherapie ist bei der Migräne gering. Nur selten sieht man von Galvanisation des Kopfes (1—2 Milliampere, 2 Elektroden à zirka 150 Quadratzentimeter, Anode auf die schmerzenden Teile, 5—10 Minuten) Erfolge oder von der Franklinisation des Kopfes, von der „faradischen Hand" (schwache Ströme), von allgemeiner Faradisation, von Hochfrequenz. Manche empfehlen Galvanisation oder Diathermie des Halssympathicus. Röntgenbestrahlungen können wir trotz einzelner Erfolge nicht ohneweiters empfehlen, da sie manchmal zu Verschlechterungen führen. Auch chirurgische Eingriffe, wie Operationen am Halssympathicus, dekompressive Trepanationen des Schädels, Lumbalpunktion, können wir nicht empfehlen. Ob die vor kurzem empfohlene Pinselung der Arteria sphenopalatina mit Isophenal zu empfehlen ist, bleibt abzuwarten.

Bezüglich der endokrinen Therapie sei betont, daß man in geeigneten Fällen mit endokrinen Stigmen unbedingt die Extrakte der betreffenden Drüsen versuchen soll.

Die Behandlung des vegetativen Nervensystems ist in jedem Falle durch die Zufuhr genügender Mengen von Kalzium per os, manchmal auch per injectionem zu versuchen. Adrenalin ist imstande, einen Anfall zu provozieren. Ergotamin wird empfohlen, und zwar Gynergen bis 6 Milligramm täglich per os (oder zweimal $1/2$ Milligramm subkutan), wobei man mit $1/4$ bis

$1/_8$ Milligramm täglich beginnt. Auch Azetylcholin-Injektionen sollen gut sein. Sehr wichtig ist das Luminal. Es wird hauptsächlich in Form von Luminaletten empfohlen, welche 0,015 Luminal enthalten (4—6 Stück täglich), doch sahen wir viel bessere Erfolge mit 0,1 Luminal, nicht verteilt, sondern einmalig abends vor dem Schlafen gegeben, in Serien von 10 Tagen mit zehntägigen Pausen. Auch die Nitrite kann man zu dieser Gruppe von Mitteln zählen: zum Beispiel Nitroglyzerin (2%ige alkoholische Lösung) mit Salzsäure oder Tinctura nucis vomicae gemischt, 1 Tropfen pro dosi, mehrmals täglich (etwa nur den Glasstoppel abschlecken lassen), Natrium nitrosum in wässeriger Lösung (2 : 150) 3 Teelöffel täglich, oder Moloidtabletten früh und mittags $1/_2$—1 Tablette. Auch systematische Papaverinanwendung bringt manchmal Erfolg. Zu den vegetativ wirkenden Mitteln kann man auch Chinin zählen, welches in verschiedenen Kombinationen, zumeist in kleinen Einzeldosen um 0,1 herum günstige Wirkung entfalten kann (z. B. mit Papaverin, mit Brom usw.).

Für die Proteinkörpertherapie wurden Vakzineurinkuren empfohlen, besonders aber Peptoninjektionen, die man mit einer gewissen Vorsicht anwenden muß (z. B. Pepton. pur. 0,05, Natr. chlorat. 0,05, Aq. dest. 1,0 intrakutan).

Von den Stoffwechselmitteln wären Versuche mit harnsäuretreibenden Mitteln zu erwähnen, vor allem Urizedin, Urodonal, Piperazin usw., welche manchmal Erleichterungen bringen. Auch die alkalischen Mineralwässer, wie Preblauer, Biliner usw., werden empfohlen.

Schmerzstillende Mittel werden nicht bloß zur Behandlung des einzelnen Anfalles, sondern auch als Kuren verwendet. Hier wollen wir auch die Sedativa und Narcotica erwähnen, in erster Linie das Brom. Wir pflegen das Kalzium mit Brom zu kombinieren, z. B. Natrii bromati 10—20,0, Calc. chlorati 50,0, Aq. fontis ad 500,0, 3 Eßlöffel täglich nach den Mahlzeiten durch 2—3 Monate. Wegen des schlechten Geschmackes dieser Mischung kann man das fertige Präparat Sedatin verwenden, 2—3 Eßlöffel täglich. Aber auch andere Bromkuren werden verwendet, z. B. Jodkalium und Bromkalium aa 0,5 einmal täglich oder Natrium bromat. 2,5, Natr. salicyl. 0,25, Aconiti Gehe 0,0001, morgens 1 Pulver auf eine Tasse kalten Baldriantee durch je 20 Tage mit je 10tägiger Pause, Kal. bromat. 1,0 mit Coffein 0,1. Man gibt auch Natr. bromat. allein in großen Dosen bis zu 6,0 täglich durch Monate. — Ferner werden in einzelnen Fällen Behandlungen mit den verschiedensten Analgeticis und ihren Kombinationen empfohlen, so z. B. Antipyrin 0,5—1,0 Gramm (wie bei vielen

Mitteln sieht man danach gelegentlich auch Verschlechterungen, ferner Exantheme usw.), Phenazetin 0,75—1,0 (bei längerem Gebrauch manchmal Nierenschädigungen), Lactophen (mitunter ähnliche Erscheinungen), Coffein. citric. 0,15, Coffein. natr.-salicyl. 0,2 für Kombinationen verwende man lieber reines Koffein, da die meisten Salze hygroskopisch sind), Antifebrin 0,25—0,3 (bei längerem Gebrauch Schädigungen), Exalgin 0,25, Analgen 0,5—1,0, Pyramidon 0,3—0,5 (wird meistens gut vertragen, scheint auch gefäßerweiternd zu wirken), Kryofin 0,5—1,0, Aspirin 0,5—1,0 und mehr, Methylenblau 0,01, Trigemin 0,5, Validol 5—15 Tropfen, Pasta Guaranae 2,0—4,0, Diuretin 0,5. Es ist jedoch zu bemerken, daß in der Praxis alle diese Mittel weniger zur Behandlung der Migräne als zur Kupierung oder Erleichterung des Anfalls benützt werden. Zum Teil mit Unrecht. Man kann beim Dauergebrauch dieser Mittel, insbesondere bei Fällen mit häufigen Anfällen, auch gewisse therapeutische Dauererfolge damit erzielen. Zu diesem Zwecke nehme man die angegebenen Dosen 2—3mal täglich mit Pausen. Hier wären noch verschiedene fabriksmäßig hergestellte Kombinationen zu erwähnen, von denen jede ihre Anhänger findet. Dazu gehört das Migränin, Migradon, Optalidon, Opolen (auch in Zäpfchenform erhältlich), Veramon (eine besonders glückliche Kombination), Saridon, Quadronal, Allonal usw. Die Zäpfchenform (z. B. für Pyramidon 0,5) ist wichtig im Stadium der Nausea, in welchem Mittel erbrochen werden. In Injektionsform kommt Morphium, Pantopon, Cibalgin, Luminal zur Anwendung.

Wir wollen außer den bereits erwähnten Mitteln noch einige Maßnahmen erwähnen, mit welchen manchmal eine Kupierung des Anfalls gelingt. Hiebei muß man beachten, daß diese Kupierung in der Regel nur ganz im Beginn des Anfalls möglich ist und bloß mit energischen Mitteln. Hier treten Injektionen und auch die viel zu wenig beachteten Suppositorien in ihre Rechte. Bezüglich des Morphiums ist es interessant, daß es öfters ganz versagt. Manche empfehlen eine intravenöse Papaverininjektion von 0,04—0,06, welche jedoch auch nicht immer zum Ziele führt. In einzelnen Fällen erzielt man eine vorbeugende Wirkung von einem heißen Bad, warmen und kalten Packungen, heißen Fußbädern, Abführmitteln, großen Flüssigkeitsmengen, Magenspülung, hohem Einlauf, verschiedenen Riechmitteln, großen Dosen von Brom und Salizyl, ebenso von Koffein (Coffein. natr.-salicyl. und Guaranae aa 0,25, Antipyrin 0,5). Auch Brom in großen Dosen, Chloralhydrat am Vorabend des Anfalles wurde empfohlen. Zur Erleichterung werden benützt: warme, seltener kalte Umschläge auf den Kopf, festes Einbinden des Kopfes, Einreiben mit dem Mentholstift, Kokainisierung der Nase, Einträufeln von Kokain ins Auge usw.

Daß die Nitrite, speziell bei der schnell wirkenden perlingualen Applikation oder Inhalation (Amylnitrit, 5 Tropfen auf ein Taschentuch oder auf ein Stück Watte, auch in ganz kleinen Ampullen, die man zerdrückt) gelegentlich wirksam sein können, ist wohl selbstverständlich.

Zweifellos gibt es Fälle, bei denen psychische Reize eine besonders wichtige Auslösungsursache der Anfälle bilden. Ferner gibt es, wie erwähnt, eine psychische Überlagerung der Migräne, welche die Analyse und die Behandlung des Falles sehr erschwert. Diese Fälle muß man unbedingt einer psychischen Behandlung zuführen. Die Psychotherapie besteht immer zuerst in einer Erforschung der Psychogenie, teils durch direkte Befragung des Kranken und seiner Umgebung (wozu allerdings Erfahrung und Kenntnisse auf psychopathologischem Gebiet gehören), teils durch psychoanalytisch gefärbte systematische Besprechungen. Eine richtige Psychoanalyse möge für ganz schwere, dabei sicher psychogen beteiligte Fälle reserviert bleiben. Wenn man sich über die Psyche des Kranken und ihre möglichen Beziehungen zur Migräne ein Bild gemacht hat, dann kommt auch eine Reihe anderer psychotherapeutischer Maßnahmen in Frage, wie Wachsuggestion, Hypnose, Persuasion, suggestiv gefärbte Manöver verschiedener Art usw.

d) Angioparalytischer Kopfschmerz.

Der angioparalytische Kopfschmerz ist ein Kopfschmerz, welcher durch aktive Hyperämie zustande kommt. Er ist also stets ein vasomotorischer Kopfschmerz. Hier muß man jedoch ausdrücklich hervorheben, daß auch hochgradige Dilatation der Kopfgefäße ohne Kopfschmerz einhergehen kann, selbst dann, wenn andere, besonders zerebrale Erscheinungen in reichlichem Maße vorhanden sind. Beim Zustandekommen des vasomotorischen Kopfschmerzes muß noch ein anderer Faktor, den wir eben noch nicht kennen, eine Rolle spielen.

Eine Abart des angioparalytischen Kopfschmerzes haben wir bereits kennengelernt — die sogenannte „rote" Migräne. Es spricht manches dafür, daß man diese Abart von der echten Migräne abtrennen soll. Tatsache ist, daß Kongestion im Bereiche des Kopfes sich u. a. ausnahmsweise auch in einem halbseitigen Kopfschmerz mit Flimmern und Erbrechen äußern kann (das Flimmern wird dabei manchmal als rot geschildert), doch muß ja dieses Syndrom nicht unbedingt durch jene Faktoren zustande kommen, welche für die echte Migräne verantwortlich sind. Wir sehen diese Abart z. B. auch bei Polyzythämie und anderen Krankheiten.

Wann sprechen wir von einem angioparalytischen Kopfschmerz? In der Praxis dann, wenn der Kopfschmerz mit Rötung des Gesichtes (manchmal sogar des Kopfes, des Halses, der oberen Thoraxpartien) einhergeht, wobei das Gesicht hie und da ein etwas gedunsenes, glänzendes Aussehen bekommt und die Konjunktiven injiziert, ja in seltenen Fällen sogar mit kleinen Blutungen versehen erscheinen, ferner, wenn es evident ist, daß Umstände, welche mit einer Dekongestionierung des Kopfes einhergehen, den Kopfschmerz erleichtern oder ihm vorbeugen und daß solche Umstände, welche einen vermehrten Blutzufluß zum Kopfe herbeiführen, den Kopfschmerz provozieren oder ihn verschlechtern. Der angioparalytische Kopfschmerz hat teils einen drückenden Charakter mit den Sensationen der Kopffülle, des Gedunsenseins der Kopf- und Gesichtshaut, mit verschiedenen Parästhesien daselbst (Ameisenlaufen, zahlreiche kleine, nicht schmerzhafte Stiche, Gefühl des Platzens der Haut, aber mitunter auch des Schädels), mit einem Wort Sensationen, wie sie auch bei der passiven Hyperämie im Bereich des Kopfes sehr häufig sind. Zum Unterschied von dieser nimmt der Kopfschmerz oft einen hämmernden Charakter an, wobei es auch zu einer subjektiv empfundenen, aber meistens auch objektiv nachweisbaren verstärkten Pulsation der Karotiden kommt. In selteneren Fällen kommt es dabei auch zu einer leichten Schwellung des subkutanen Gewebes, welche an den Wangen und an den Lippen schwerer feststellbar ist, aber in den Supraklavikulargruben zu einer deutlichen Ausfüllung der Gruben führen kann (Quinckesches Ödem). In solchen Fällen sieht man auch in der Regel zahlreiche kapilläre Gefäßerweiterungen an der Nase, an den angrenzenden Gesichtspartien (Schmetterlingsfigur), an den Konjunktiven. Es kommt dabei nicht selten zur Ausbildung einer Akne rosacea. Daß der angioparalytische Kopfschmerz in der Regel nicht halbseitig ist, wollen wir nochmals betonen.

Der angioparalytische Kopfschmerz geht oft mit mehr oder weniger zahlreichen Begleiterscheinungen einher, die individuell variieren. Wir erwähnen Schwindelgefühle oder richtigen Drehschwindel, Übelkeit, Ohrensausen, Erbrechen, Bradykardie, Extrasystolen, leichten Blutdruckabfall, Blähungen, Schwitzen. Das Sensorium erscheint bei genauerer Beobachtung in der Regel ein wenig verändert, es handelt sich dabei meist um eine leichte Benommenheit und Konzentrationsunfähigkeit, häufig sind Angstzustände, aber es kommen auch leichtere und schwerere vorübergehende Dämmer- und Verwirrtheitszustände vor, seltener ausgesprochene Ausnahmszustände mit unsinnigen Handlungen auch komplizierterer Art mit nachfolgender Amnesie. Es kommt ferner zu epileptischen Anfällen, doch handelt es sich dabei um seltenere Ausnahmsfälle. Man muß jedenfalls bei solchen schwereren Zuständen auch an die Möglichkeit einer durch Insulin provozierten oder auch spontanen Hypoglykämie denken, welche ebenfalls häufig mit Kongestionen einhergeht. Auch andere flüchtige zerebrale Herderscheinungen werden in einzelnen Fällen beobachtet. Für solche Fälle empfiehlt es sich vielleicht, den Ausdruck „angioparalytische Zerebralkrisen" zu gebrauchen.

Wir haben bereits erwähnt, daß sich in vielen Fällen von angioparalytischem Kopfschmerz eine Auslösungsursache im Sinne eines die Blutfüllung des Kopfes begünstigenden Faktors nachweisen läßt. Solche Auslösungsursachen einzelner Anfälle können übrigens bei oft wiederholter und chronischer Einwirkung auch die Ursache dieses ganzen krankhaften Zustandes überhaupt sein. Wir erwähnen: horizontale Körperlage, gebückte Stellung mit herabhängendem Kopf, Hitze, Südwinde, Obstipation, Mißbrauch von Kaffee und Tee, auch von Nikotin, Einatmung von Nitriten, Aufregung, Alkohol, Sonnenbestrahlung, zu heiße oder zu kalte Bäder. Auch allergische Momente können eine Rolle spielen. Wichtig ist das Klimakterium bei der Frau, aber auch das entsprechende Alter beim Mann, ebenso vorzeitiges Erlöschen der Keimdrüsenfunktion durch Kastration; Schädeltraumen bilden, wie bereits erwähnt, eine häufige Ursache. Zweifellos spielt bei sehr vielen Fällen eine familiäre Disposition eine große Rolle.

Die Therapie dieser Zustände soll womöglich eine kausale sein. Daß alle Mittel, welche eine verstärkte Kongestion herbeiführen können, streng kontraindiziert sind, versteht sich von selbst. Es kommen also in Frage: kalte Prozeduren am Kopf im Anfall und als Dauerbehandlung, ferner warme, aber nicht zu heiße Hand- oder Fußbäder (man höre mit dem Bad auf, bevor sich das Wärmegefühl über die Extremitäten hinaus ausbreitet), Training der Gefäße durch Halbbäder, Teilabreibungen, wechselwarme Bäder usw. Analgetica sind auch hier wirksam. Man vergesse nicht, im Anfall Hochlagerung des Kopfes zu empfehlen. Achtung auf Stuhlgang, Vermeidung von Hitze, von Tee, Kaffee usw. sind selbstverständlich. Man verbiete Coitus interruptus. Aderlaß oder wiederholte kleine Blutentnahmen, Blutegel am Nacken wirken oft gut. Bei Polyzythämie wende man die entsprechende Behandlung, besonders Milzzufuhr per os an. Adrenalininjektionen (1 Milligramm alle 5—7 Tage, bei Unter- oder Übergewichtigen entsprechend weniger oder mehr) wirkt manchmal sehr gut. Kalzium ist auch hier indiziert. Wichtig sind oft Ovarial- oder Testespräparate sowie Behandlung dieser Drüsen durch Diathermie, Transplantation von Drüsen usw.

Neuralgischer und neuritischer Kopfschmerz.

Viele Autoren bezeichnen als neuralgischen Schmerz eine bestimmte Form des Schmerzes, nämlich einen heftigen, anfallsweise auftretenden Schmerz, welcher sich entlang dem Verlaufe bestimmter Nervenstämme oder Nervenzweige ausbreitet. Er ist diskontinuierlich, d. h. er erscheint in Form einzelner Rucke und Stöße, er ist dabei bohrend, schneidend, brennend, ziehend, kneifend, stechend, glühend. Er wird in die Tiefe oder in die Haut lokalisiert. Er ist meistens nicht so kurz oder blitzartig wie die lanzinierenden Schmerzen der Tabes und hinterläßt viel seltener und in viel schwächerem Grade als der lanzinierende Schmerz gewisse Parästhesien, wie Brennen oder Ameisenlaufen oder einen rasch abklingenden Druck usw. Aber es gibt recht zahlreiche Ausnahmen von diesem Typus: der Schmerz hört im Intervall nicht auf (er wird dann meistens als „nagend" bezeichnet), er breitet sich auf die benachbarten Nervenbezirke aus, er ist nicht bloß längs des Nerven ausgeprägt, sondern punktförmig oder linear (in letzteren Fällen nicht selten an der Grenze des Ausbreitungsbezirkes des betreffenden Nerven; am Kopfe wäre dies am Scheitel, dort, wo das Trigeminusgebiet mit dem Zervikalnervengebiet zusammentrifft). Nun muß man noch bedenken, daß man unter Neuralgie auch eine Erkrankung versteht, nämlich eine Erkrankung von sensiblen Nerven, welche sich bloß in einem entsprechenden Schmerz äußert und bei welcher der anatomische Befund normal ist oder bloß minimalste Veränderungen zeigt. Es wäre verfehlt zu glauben, daß die Schmerzen bei solchen Fällen unbedingt anfallsweise auftreten müssen. Sie unterscheiden sich in einem Teile der Fälle in nichts von den Schmerzen bei der Neuritis. Der Unterschied liegt nicht in dem Schmerztypus, der also zweierlei Art sein kann, sondern in dem „Nebenbefund": bei der Neuritis haben wir Sensibilitätsstörungen, motorische Störungen oder Reflexanomalien usw. Auch die Ursachen der Neuritiden sind die gleichen wie bei Neuralgien, so daß sich eine gesonderte Besprechung erübrigt.

Bei der Neuralgie ist ebenso wie beim neuritischen Schmerz der Austrittspunkt der Nerven (hier aus der Schädelkapsel) druckempfindlich und ebenso der etwa tastbare Verlauf des Nerven. Der Schmerz wird öfters durch verschiedene äußere Momente ausgelöst, wie Kälte, Feuchtigkeit, Wind, Hitze, Kongestion, Bewegung, Berührung, Kauen, Einnahme von gewissen Speisen (besonders stark bei gewürzten, sehr süßen Speisen, Tee, Kaffee, Alkohol), durch Aufregungen, Husten, Pressen, Niesen, Anstrengungen, Sinnesreize usw. Der Schmerz wird manchmal von sekretorischen, motorischen, vasomotorischen Symptomen begleitet, wie Muskelzuckungen und Muskelspannungen, Tränenfluß, Speichelfluß, lokalen oder allgemeinen Schweißausbrüchen, Blässe, Rötung, Ödem. Bei längerer Dauer oder häufiger Wiederholung der Anfälle kann es auch zu Induration und chronischer Schwellung, Verdickung, Schwielenbildung der Haut, der Muskeln, des Periostes kommen, zu Erweiterung der Hautgefäßchen, zu Erythem, Herpes zoster, Ergrauen oder Ausfall der Haare am Orte der Schmerzen. Die Haut kann im Anfall, aber auch außerhalb des Anfalls hyperästhetisch sein. Selten kommt es im Anfall zu Erbrechen, zu Bradykardie, zu psychischen Störungen, wie Benommenheit, Unruhe bis zu Tobsucht, Dämmerzuständen, Verwirrtheit, Delirien usw. Es kann sich in schweren Fällen durch Störung des Allgemeinbefindens, der Ernährung, durch Abusus medicamentorum eine fortschreitende Kachexie entwickeln, es können sich in seltenen Fällen sogar bleibende psychische Störungen verschiedener Art etablieren, welche jedoch vorsichtshalber die Untersuchung in die Richtung etwaiger Komplikationen leiten müssen, wie Arteriosclerosis oder Lues cerebri, Diabetes, perniziöser Anämie, Alkoholismus, Gifte usw.

Die neuralgischen Anfälle treten eher bei Tag als bei Nacht auf und es gibt Kranke, welche sie niemals bei Nacht haben; doch kommt auch das Umgekehrte vor (Neuralgia nocturna). Die meisten Anfälle dauern eine oder mehrere Minuten, doch können sie sich auch auf Stunden erstrecken. Meistens ist es so, daß die ersten Anfälle leicht sind und daß sie dann immer stärker und immer häufiger auftreten. Die typischen Druckpunkte, durch deren Drücken meistens ein Anfall ausgelöst werden kann, erwähnen wir bei den einzelnen Formen der Kopfneuralgien; doch können diese Druckpunkte fehlen und es gibt auch Fälle, welche im Anfall (nicht aber außerhalb des Anfalls) den Druck als wohltuend empfinden.

Der Verlauf der Neuralgien ist in der Minderzahl der Fälle ein akuter und ihre Heilung erfolgt in wenigen Wochen, ja sogar

Tagen. Die meisten Neuralgien haben die Tendenz, sich mit Schwankungen und manchmal sogar monate- und jahrelangen Remissionen hinzuziehen oder zu wiederholen, wobei die Anfälle sehr häufig oder auch sehr selten auftreten können.

Die Prognose ist günstiger bei akutem Auftreten, jugendlichem Alter und gutem Ernährungszustand, schlecht bei Schwäche, Kachexie, im Senium, beim Fortwirken endo- oder exogener Intoxikationen, bei veralteten Fällen, bei Neuropathen.

Zum Einfluß des Alters ist zu bemerken, daß Neuralgien bei Kindern selten sind und daß sie häufiger auftreten in der Pubertät, in der Gravidität, im Puerperium, Klimakterium und Senium.

Was die Ätiologie dieser Neuralgien betrifft, so ist sie außerordentlich mannigfaltig. Stellt man sich doch vor, daß eine Neuralgie auf mechanischem, toxischem, entzündlichem Wege zustande kommen kann. Viele Beobachtungen sprechen für eine Mitwirkung vasomotorischer Vorgänge, so daß diese von zahlreichen Autoren für das Wesentliche bei den Neuralgien gehalten werden. Dieser Ansicht sich anschließen, hieße aber die größte Anzahl der Tatsachen übersehen. Wir haben uns auf Grund unserer Beobachtungen vielmehr die Meinung gebildet, daß eine Neuralgie, zumindest die typische anfallsweise Form, dort zustande kommt, wo sich starke physiologische oder pathologische Gefäßvorgänge (zumeist handelt es sich um Gefäßdilatationen) an einem leicht erkrankten, chronisch gereizten oder gesteigert erregbaren sensiblen Nerven abspielen. Daher die Vielheit der ätiologischen Faktoren, da ja sowohl leichte Reizzustände an den Nerven, wie auch gesteigerte Vasolabilität durch zahlreiche Ursachen entstehen können. Als solche ätiologische Faktoren kommen in Frage: neuropathische, im besonderen auch vasolabile Anlage, erschöpfende und kachektisierende Prozesse (z. B. Karzinom, Phthise), Blut- und Säfteverluste, Anämie, Arteriosklerose, Obstipation und intestinale Autointoxikation, Infektionen verschiedenster Art, Gifte, besonders Schwermetalle, Syphilis, Stoffwechselkrankheiten, Erkältung, Zugluft (zum Beispiel bei Eisenbahnfahrten, bei Autolenkern), psychische und körperliche Überanstrengung, Rheumatismus, Überanstrengung der Augenmuskeln und Refraktionsanomalien, Affektionen des Tränenkanals, Traumen und andere Affektionen der peripheren Nerven, wie zum Beispiel Narben, Aneurysmen, Varizen, Konkremente, Tumoren, leukämische Infiltrate usw., reflektorische Vorgänge bei Erkrankungen der Nachbarschaft (Zähne, Nebenhöhlen, Phlegmonen usw.) und entfernter Organe (Uterus, Niere, Ovarien usw.). Man vergesse auch nicht, daß Erkrankungen der betreffenden Hirnnervenkerne in der Oblongata (Trigeminus) und Erkrankungen an der Hirnbasis und an der Wirbelsäule, welche die Nerven bei ihrem Austritt aus dem Gehirn und Rückenmark schädigen, eine Ursache von Neuralgien sein können. Auch bei multipler Sklerose kommen hartnäckige, aber auch flüchtige Neuralgien hie und da vor.

Hier wollen wir noch gesondert die zwei wichtigsten Formen der neuralgischen Kopfschmerzen erwähnen, die Supraorbitalneuralgie und die Okzipitalneuralgie.

Die Supraorbitalneuralgie.

Es handelt sich dabei eigentlich um eine typische Trigeminusneuralgie, welche auf den ersten Ast, den Nervus supraorbitalis, beschränkt ist. Sie ist unvergleichlich viel häufiger als die Affektion der übrigen Trigeminusäste und sie ist häufiger gutartiger Natur als die Affektion des zweiten und dritten Astes. Sie muß nicht das ganze Gebiet des Nervus supraorbitalis umfassen, sie kann sich auf Teile der Stirne, auf die Gegend über der Augenbraue, auf die behaarte Kopfhaut bis zur Scheitelhöhe beschränken. In seltenen Fällen geht sie einher mit tonischen Krämpfen oder Zuckungen im Gebiete des Musculus frontalis. Nicht so selten ist sie vergesellschaftet mit einem Herpes zoster im Gebiete des Nervus supraorbitalis, besonders bei älteren Leuten, bei denen der Herpes eine gangränöse Form annimmt und äußerst langwierige und hartnäckige Neuralgien zurückläßt. Der Cornealreflex ist dabei oft auf der Seite der Neuralgie herabgesetzt, wobei zu bemerken ist, daß die Supraorbitalneuralgie in der Regel einseitig ist (Ausnahmen bei Malaria, bei Diabetes usw.). Druckempfindlichkeit des Nervus supraorbitalis bei seinem Austritt am inneren Winkel der oberen Begrenzung der Augenhöhle ist dabei die Regel. Die Ursachen der Neuralgie sind dieselben wie der Neuralgien überhaupt, wobei entzündliche Prozesse, Erkrankungen der Nachbarschaft (u. a. auch der Parotis), Diabetes, die relativ häufigsten sind. Wie bei allen Neuralgien ist oft die Ursache trotz aller Bemühungen nicht auffindbar.

Die Okzipitalneuralgie.

Die Neuralgie im Gebiete des Nervus occipitalis minor oder des major oder auch beider Äste entsteht bei direkten Erkrankungen dieser Nerven oder ihrer unmittelbaren Umgebung oder auch bei Erkrankungen der obersten Halswirbel. Besonders häufig ist der Occipitalis major betroffen. Seltener ist das Befallensein des Occipitalis minor oder des Auricularis magnus. Auch hier handelt es sich meistens um einseitige Schmerzen, doch sind auch doppelseitige nicht extrem selten, was besonders bei Erkrankungen der Halswirbel begreiflich erscheint. Dabei ist eine steife Haltung des Kopfes sehr häufig, da Kopfbewegungen in der Mehrzahl der Fälle den Schmerz provozieren. Auch intelligente Kranke bemerken dies manchmal nicht und sind erstaunt über die Erleichterung, welche sie verspüren, wenn sie vom Arzte angewiesen werden, Kopfbewegungen zu vermeiden. Man merkt bei einseitigen Schmerzen eine gewisse Neigung, den Kopf nach der Seite des Schmerzes geneigt und nach hinten flektiert zu halten. Selten sind tonische und klonische Zuckungen der Hals- oder Nackenmuskulatur im Anfall zu beobachten. Es ist jedoch hervorzuheben, daß die Okzipitalneuralgie in höherem Maße als die supraorbitale die Neigung besitzt, sich als permanenter, nicht anfallsweiser oder aber anfallsweise exazerbierender Schmerz zu etablieren. Man kann bei dieser Neuralgie verschiedene, mehr oder weniger charakteristische Druckpunkte finden, wie z. B. rechts unten von der Protuberantia occipitalis am Ansatz des Trapezius (Occipitalis major), am Warzenfortsatz (Occipitalis minor), am hinteren Rand des Sternocleidomastoideus, am Tuber parietale, an den Dornfortsätzen des zweiten bis vierten Halswirbels. Die Schmerzen strahlen vom Nacken über das Hinterhaupt in die Scheitelgegend aus, es kann sogar zur Ausstrahlung in den Oberarm kommen. Nicht häufig kommt es zu vasomotorisch-trophischen Störungen und dergleichen (Gefäßerweiterungen im Schmerzbereich, Ödem, Schwielenbildung, Ergrauen und Ausfallen der Haare usw.). Auch Herpes zoster, Schwellung der Nackendrüsen kommen vor. Auch andere Erscheinungen, wie Tränen, Niesen, Rötung der Schleimhäute und Konjunktiven, Sympathicuslähmung (Enge der Lidspalte und Pupille, sowie Enophthalmus, sogenanntes Hornersches Syndrom), Ohrensausen, Rötung des Ohres können die Begleiterscheinungen eines Anfalles bilden. Begreiflicherweise kommt Gehen, Fahren, Stehen als Auslösungsursache häufiger vor als bei Supraorbitalneuralgien.

Was die Ursachen der Neuralgie betrifft, so ist zu bedenken, daß der Okzipitalnerv ebenso wie der Trigeminus in hohem Maße Erkältungen ausgesetzt ist (Zugluft, Wind usw.), daß die Erkrankungen der hinteren Schädelgrube den Nerven affizieren können (aber auch der Hirndruck überhaupt). Wir werden demgemäß die „rheumatische Form" relativ häufig finden, insbesondere auch als Berufsschädigung bei Leuten, welche viel dem Luftzug ausgesetzt sind, wie z. B. Führer von Fahrzeugen verschiedenster Art. Hiebei ist zu bemerken, daß die Neuralgie etwa bei Chauffeuren nicht immer auf der Seite des offenen Fensters auftreten muß; allerdings ist ja auch der Luftzug nicht immer gerade dort am stärksten zu fühlen. Weiters werden wir uns nicht wundern, daß Hinterhauptschmerzen, besonders auch in Form von Neuralgie, bei Tumoren der hinteren Schädelgrube auftreten können. Eine wichtige Gruppe von Okzipitalneuralgien bilden Erkrankungen der Halswirbel, und zwar der obersten. Es handelt sich um Erkrankungen, welche mit Deformierung der Wirbel einhergehen, also Traumen, Karies, Tumoren der Halswirbel u. dgl. Wir erinnern auch an das Malum suboccipitale (Senkungsabszeß z. B. bei Mastoideiterungen). Aber auch die Spondylarthrosis deformans der Halswirbel bildet, besonders bei älteren Leuten, eine wichtige Ätiologie dieser Neuralgien. Auch statische Momente, Kompression durch stark kontrahierte Nackenmuskeln, spielen hier eine besondere Rolle. So sieht man zum Beispiel diese Neuralgien auftreten nach Tragen von schweren Lasten auf dem Kopf. Die öfters in der Literatur erwähnten Okzipitalneuralgien bei Urämie könnten vielleicht auf Harnsäurevermehrung im Blute beruhen. Von Infektionskrankheiten sind hier besonders anzuführen Influenza, Typhus, Malaria. Oft sahen wir diese Neuralgie bei Angina. Rachenerkrankungen und Weisheitszähne bilden eine relativ häufige Ursache. Sehr oft ist sie bei den verschiedenen Meningitiden. Wir sahen ferner Grippeepidemien, bei denen gerade diese Form der Neuralgie mit oder ohne eigentliche Grippeerscheinungen auftrat. Wir fanden öfters die Angabe über verschlechternden Einfluß der geistigen Arbeit; doch ist es möglich, daß dabei das Sitzen beim Schreibtisch mit gebeugtem Kopfe die eigentliche Auslösungsursache war. Sogar beim Morbus Bang wurde Okzipitalneuralgie beobachtet. Zu erwähnen sind noch die Neuralgien bei Kachexien und bei Anämien, welche sich öfters hier lokalisieren und die (nicht häufigen) toxischen Neuralgien dieser Gegend. Vereinzelte Fälle gibt es auch bei Syringomyelie, bei Tumoren des obersten Halsmarkes und anderen Erkrankungen dieser Region, wie Pachymeningitis cervicalis, Arachnoiditis serosa circumscripta (cystica) usw. Differentialdiagnostisch kommen hier am häufigsten in Frage der Rheumatismus der Nackenmuskeln, zu erkennen an der diffusen Druckempfindlichkeit der Muskeln, an der eventuellen Verschlechterung im Bett, an dem Übergreifen auf andere Muskeln usw., und funktionelle Erkrankungen, bei denen die Druckpunkte weniger charakteristisch verteilt sind, Hyperalgesie bei Berührung oft ausgesprochener ist, suggestive Einflüsse feststellbar sind usw.

Das oberste Prinzip jeder Therapie muß, wo es nur möglich ist, auch für die Neuralgien gelten — das ist die Beseitigung der individuellen Ursache des Leidens, ein Prinzip, welches in der Praxis viel zu sehr zugunsten augenblicklicher Erfolge vernachlässigt wird. Daran sind allerdings zum Teil die Kranken selbst schuld, welche vor allem die rascheste Beseitigung der quälenden Schmerzen wünschen und, sobald dies gelungen ist, wenig Interesse für die weitere Behandlung aufbringen. Erst nach mehreren Rezidiven ändert oft Arzt und Patient die Taktik und beginnt mit den zur Erforschung der Ursache nötigen Untersuchungen und Versuchen.

Nicht genug betonen kann man also, daß vor allem eine genaue und sachkundige Anamnese die Basis der kausalen Therapie schafft. Dazu kommt dann die Berücksichtigung sämtlicher Nebenumstände und Nebenbefunde, welche uns einen Anhaltspunkt für die Ätiologie der Schmerzen geben können. Oft genug bleibt diese Ätiologie allen Bemühungen zum Trotz verborgen; aber je mehr man weiß und je genauer man den Fall analysiert, desto geringer wird die Zahl der unaufgeklärten Fälle sein. Auch hier halte man sich immer vor Augen, daß die Neuralgie keine Krankheit, sondern ein Symptom verschiedener Krankheiten ist.

In manchen Fällen kann man eine einfache, manchmal schlagartig wirkende kausale Therapie einleiten. Operative Beseitigung von Narben, Geschwülsten, Röntgenbestrahlung von Drüsenpaketen, welche auf den Nerven drücken (besonders Lymphogranulom) kommen in Frage; bei reflektorisch bedingten Neuralgien Beseitigung einer Ohr-, einer Zahn-, einer Nebenhöhlen-, einer Nasenaffektion, Pinselung der Nase mit Novokain 2% mit Adrenalin, Brillenkorrektur, Reposition eines retroflektierten Uterus usw. (Die Zahnätiologie wird zu häufig vermutet, es wird zu viel extrahiert; diese Ätiologie kommt nur in $5-8\%$ der Fälle in Frage. Man mache stets Röntgenaufnahmen und untersuche die Zähne auch mit dem faradischen Strom.) Bei manchen infektiösen Neuralgien wirkt die Beseitigung des Infektionsherdes schlagartig, also Tonsillektomie, Entfernung kariöser Zähne oder Resektion von Wurzelspitzen, Behandlung eines Furunkels, eines Erysipels usw. Diese Operationen wirken übrigens manchmal so, daß die Schmerzen zuerst einige Tage stärker werden und dann erst nachlassen, worauf man den Kranken jedenfalls aufmerksam machen soll. Es ist fraglich, ob die Durchschneidung, die Exhairese (Extraktion) des schmerzenden Nerven und ähnliche Maßnahmen als kausale Therapie bezeichnet werden sollen; handelt es sich doch dabei nicht um Beseitigung der Ursache des Leidens, sondern um Beseitigung des erkrankten Organs. Tatsache ist jedenfalls, daß auf diese Weise manche Fälle von neuralgischem Kopfschmerz dauernd geheilt wurden, allerdings unter Hinterlassung von früher nicht vorhandenen Ausfallserscheinungen in Form von Sensibilitätsstörungen; andere Ausfallserscheinungen kommen bei extrakranieller Durchschneidung des Okzipitalnerven oder des Nervus supraorbitalis nicht in Frage. Aber diese Operation und ebenso die ihr ähnliche, aber ein wenig radikaler wirkende Exhairese des Nerven werden dennoch selten gemacht, und mit Recht. Man kann sie nämlich nur in solchen Fällen empfehlen, bei welchen man Anhaltspunkte hat dafür, daß bloß der peripherste, extrakraniell gelegene Anteil dieser Nerven erkrankt ist und zentralwärts davon alles in Ordnung ist; sonst bleibt die Operation wirkungslos. Begreiflicherweise wird man selten in der Lage sein, eine solche Behauptung aufzustellen. Bei Okzipitalneuralgie hat man auch die oberen Zervikalwurzeln, das Ganglion cervicale superius durchschnitten, bei Trigeminusneuralgie das Ganglion cervicale inferius, die Adventitia der Carotis entfernt; doch kann man diese Methoden nicht empfehlen. Nun gibt es auch eingreifendere Operationen, welche besonders bei sehr schweren Fällen von Trigeminusneuralgie in Anwendung kommen; es ist dies die intrakranielle Durchschneidung des Trigeminus bei seinem Austritt aus dem Ganglion Gasseri, die Zerstörung dieses Ganglions, die präganglionäre Durchschneidung der Trigeminuswurzeln. Es handelt sich dabei um zum Teil recht schwere Operationen mit einer nicht unbeträchtlichen Mortalität (7—12%), welche bei ihrem Gelingen mit erheblichen Ausfallserscheinungen einhergehen, wie Sensibilitätsstörung im Gesicht und an den Schleimhäuten, Unempfindlichkeit der Cornea mit Neigung zu Keratitis neuroparalytica; bei Fällen, in denen die motorische Wurzel mit durchschnitten wurde, finden wir auch einseitige Kaumuskelschwäche. Man wird diese Operation daher nur für verzweifelte Fälle in Betracht ziehen und sie bei Affektion des ersten Astes sehr selten ausführen.

Nun gibt es noch Methoden, welche keine vollständige Zerstörung oder Entfernung des Nerven bezwecken, sondern bloß eine schwere Schädigung des sensiblen Nerven mit der Möglichkeit einer Restitution. Von allen dazu dienenden Methoden hat sich die Injektion von Alkohol in den Nerven heute am stärksten eingebürgert. Sie bewirkt ein sehr baldiges Aufhören des Schmerzes mit entsprechenden Sensibilitätsstörungen, und der Nerv erholt sich danach zumeist erst nach Monaten. Die Methode hat aber sicher ihre großen Unvollkommenheiten. Da es sich um keine endgültige Zerstörung des Nerven, aber auch nicht um eine Beseitigung der Ursache der Neuralgie handelt, kommt es sehr häufig vor, daß mit dem Eintritt der Erholung die Schmerzen prompt wieder erscheinen. Weiters mißlingt die Injektion, welche recht schmerzhaft ist, nicht selten, d. h. es kommt nicht zu der erwünschten Anästhesie oder bloß zu einer kurzdauernden oder einer nur partiellen Unempfindlichkeit; parallel dazu verhalten sich die Schmerzen. Ferner hat die Alkoholinjektion denselben Nachteil, wie die oberwähnten Operationen. Wenn sie peripher ausgeführt wird, schaltet sie bloß den peripheren Anteil des Nerven aus und läßt eine zentral davon gelegene erkrankte Partie unberührt. Macht man aber die Injektion ins Ganglion Gasseri, dann handelt es sich wieder um einen großen Eingriff mit allen seinen Nachteilen. Nichtsdestoweniger kann man in einer ganzen Reihe von Fällen auf einen Versuch mit Alkoholinjektion nicht verzichten. Wir halten es bloß für einen Fehler, eine Neuralgie **von vornherein** mit diesem einfachen Mittel zu behandeln. Bei unseren zwei Formen von Neuralgien ist die **periphere** Injektion ein relativ einfacher Eingriff. Wir pflegen zur Sicherheit zuerst eine Injektion von 2—3 Kubikzentimetern einer $2^0/_0$igen Novokainlösung an den Austrittspunkt des Nerven zu machen; wenn das die Schmerzen nicht prompt kupiert, dann ist die Alkoholinjektion wertlos; im Falle einer positiven Wirkung ist der Erfolg einer Alkoholinjektion allerdings noch nicht verbürgt. Bei dieser Gelegenheit kann man sich übrigens **manchmal** überzeugen, daß auch eine einzige solche Novokaininjektion, ja sogar die Injektion einer physiologischen Kochsalzlösung die Neuralgie mit einem Schlage kupiert oder daß bei wiederholter Injektion bald eine Heilung zustande kommt. Man muß dabei übrigens nicht einmal immer den Nerven treffen, es genügt, auch ein Depot in seiner Nähe zu machen. Diese Art von Injektionen ist also ohneweiters dem Praktiker, welcher sich mit der topographischen Anatomie dieser Gegend ein wenig vertraut macht, zugänglich, während die periphere Alkoholinjektion schon ein wenig gefährlicher ist und mit starken Reiz- und Schwellungserscheinungen vorübergehender Natur verbunden ist.

Überraschende Besserungen erlebt man bei der Behandlung von Neuralgien öfters und man soll unseres Erachtens Angaben von Patienten über „Wunderheilungen" durch diese oder jene Mittel und Ereignisse nicht allzu skeptisch gegenüberstehen. Wir sahen schon Besserungen und Heilungen von Neuralgien durch Anlegung von intrakutanen Quaddeln in der

Nähe des Nerven (bei Okzipitalneuralgie am besten am Nacken längs der Wirbelsäule), wobei man Normosal, Ursica, physiologische Kochsalzlösung, Novokain usw. verwenden kann. Hier muß man aber neuerdings betonen, daß schöne Erfolge dabei Überraschungen darstellen, d. h., daß man mit ihnen nicht rechnen kann. Die Quaddeln setzt man auf die Weise, daß man die Nadelspitze nicht subkutan, sondern intrakutan einsticht und 0,1 bis 0,2 Kubikzentimeter Lösung in das Hautgewebe selbst einspritzt. Man macht eine bis zu zehn solcher Quaddeln in Abständen von zirka 2 Zentimetern. Bei den Ursicaquaddeln entsteht vorübergehend ein starkes Brennen, Rötung und Schwellung, aber nur für kurze Zeit.

Wir setzen nun die Besprechung der kausalen Therapie fort.

Wir werden bei Verdacht auf Lues cerebri selbstverständlich mit spezifisch antiluetischer Therapie die besten Erfolge erzielen, wobei noch zu bemerken ist, daß sich hier besonders Quecksilber und Jod bewähren, welche man gelegentlich auch lokal anwenden kann in Form von Unguentum cinereum, Jodexsalbe usw. Bei Diabetes ist entsprechende Diät, ist mitunter Insulin unerläßlich, und wir können keinen Erfolg erzielen, wenn wir nicht den Blutzucker auf ein gewisses Maß reduziert haben. Hier ist darauf zu verweisen, daß man bei hartnäckigen Neuralgien auch dort den Blutzucker untersuchen lassen soll, wo niemals eine Glykosurie bestanden hat, denn auch in solchen Fällen mit bloßer **Hyperglykämie** können wir mit Diabetikerkost oder mit Insulin die besten Erfolge erzielen. Ja wir sahen auch Neuralgien bei nichtdiabetischen Mitgliedern von Diabetikerfamilien, welche nur einen leicht erhöhten Blutzucker aufwiesen (150—160 mg%) und welche dennoch auffallend gut auf Diabetikerkost ansprachen. Bei Verdacht auf Harnsäurevermehrung im Blute (Harnuntersuchung wertlos), sei es gichtischer, sei es anderer Genese (besonders Nierenaffektionen), kann man mit fleischloser Kost, mit Urizedin. alkalischen Mineralwässern, Radiumbädern und anderen Mitteln, welche die Harnsäureausschwemmung begünstigen, glänzende Erfolge erzielen. Der Verdacht auf solche Harnsäurevermehrung soll unter anderem dann entstehen, wenn der Patient über Befragen angibt, er habe bei Nacht, beim Radfahren, beim Schwimmen usw. in der letzten Zeit Wadenkrämpfe bemerkt oder eine Häufung solcher Krämpfe. Nicht selten sieht man, wie schon nach einmaligem Fleischgenuß die Neuralgie rezidiviert und zugleich mit ihr auch die bei Diät verschwundenen Wadenkrämpfe wieder auftreten.

Wir werden in anderen Fällen die Anämie, die Kachexie, die

Schwäche behandeln. Was die Behandlung der Obstipation betrifft, so soll man es sich zum Prinzip machen, bei jeder Neuralgie, sei es welcher Genese immer, die Obstipation zu bekämpfen; beliebt ist dabei die Karlsbader Kur und Kalomel. Wir haben bereits erwähnt, daß bei infektiösen Neuralgien metastatischer Art vor allem der Herd der Infektion aufzusuchen und zu entfernen ist. Bei Allgemeininfektionen, wie Typhus, Malaria usw., ist selbstverständlich die Erkrankung mit den entsprechenden Mitteln zu bekämpfen. Bei Malaria gibt es auch postinfektiöse Neuralgien, welche auf Chinin gut reagieren. Es gibt aber auch postinfektiöse Neuralgien nach Grippe, Influenza usw., gegen welche wir keine spezifischen Mittel besitzen, es gibt ferner Neuralgien, welche wir auf keine bekannte Infektion zurückzuführen vermögen und welche ihren infektiösen Charakter dadurch verraten, daß der Kranke oft über Frösteln oder Schüttelfröste klagt, daß manchmal sein Allgemeinbefinden, sein Körpergewicht leidet, daß er subfebrile Temperaturen aufweist und im Blute eine Leukozytose, eine Polynukleose, eine Linksverschiebung der Leukozyten. In solchen Fällen, welche oft ein auffallend gutes Ansprechen auf Salizylpräparate (besonders mit Schwitzprozeduren verbunden, wie Heißluftkasten, Lindenblütentee) zeigen, können wir auch kausal behandeln, indem wir die versteckte Infektion unspezifisch bekämpfen. Dies tun wir auf zweierlei Wegen: entweder durch eine desinfizierende Therapie (Salizyl und seine Derivate in größeren Dosen, Urotropin, Kombination der beiden in Form von Cylotropin, Trypaflavin, Jodinjektionen, Methylenblau, Silberpräparate, z. B. Elektrargol, Unguentum Crédé) oder durch eine Proteinkörpertherapie. Bei toxischen Neuralgien ist die Beseitigung der Noxe die Hauptsache, und wir werden je nach der Art des Giftes die entsprechenden entgiftenden Mittel, wie Jod und andere, benützen. Bei Schwermetallen, Arsen, Blei usw. bewährt sich das Natriumthiosulfat in Injektionsform. Selbstverständlich müssen wir bei schwereren Erkrankungen der Halswirbelsäule diese durch eine Gips- oder Lederkrawatte ruhigstellen und erzielen schon damit oft ein Aufhören der Neuralgie. Aber auch bei Feststellung spondylarthritischer Zacken kann eine solche Ruhigstellung manchmal nützen. Im letzteren Falle empfiehlt sich auch Diathermie der Wirbelsäule, Schlammpackungen am Nacken, subkutane Injektionen von 5—10 Kubikzentimetern $1/2\%$iger Novokainlösung über den Dornfortsätzen. Bei rheumatischer Genese kommen Schwefelbäder, Schwefelinjektionen, Immenin-Injektionen (Bienengift) in Frage.

Andere Heilmaßnahmen seien bloß kurz aufgezählt:

1. **Physikalische Therapie**: Röntgenbestrahlung der Nerven, Radium, Diathermie der Nerven, Diathermie des Ganglion Gasseri bei Trigeminusfällen, Kurzwellenbestrahlung, Hochfrequenzbestrahlung, Teslaströme, Wärmestrahlen (Blaulicht, Sollux, Profundus usw.), Ultraviolettbestrahlung der Schmerzpunkte (Erzeugung von Erythemen ist notwendig), ferner Anwendung von Hitze, aber eventuell auch Kälte in allen Formen (Heißluft, Glühlicht, Dunstumschläge, kalte Umschläge, Chloräthylspray usw.). Auch die Elektrizität in verschiedenen Formen wird oft verwendet, ohne daß man sich von ihr in vielen Fällen große Erfolge erwarten kann. In Frage kommt besonders Galvanisation, Ionisation, bei welcher die Elektrode nicht in Wasser, sondern in medikamentöse Substanzen eingetaucht wird, starke lokale Anwendung des faradischen Pinsels. Bei der Okzipitalneuralgie kommen auch verschiedene Arten von Massage in Frage. Zu erwähnen ist hier noch Histamin-Iontophorese.

2. **Ableitende Verfahren.** Dazu gehören vielleicht die oben erwähnten Quaddeltherapien, die manchmal (besonders bei rheumatischen Formen) sehr wirksame Quaddelbehandlung mit Bienengift (Immenin), das Ferrum candens, das Haarseil, Blutegel, Biersche Stauung, Reizsalben mit Veratrin ($2^1/_2\%$), Aconit ($2,5\%$), konzentrierte Salzsäure + Menthol + Guajacol aa 1,0 + Alkohol abs. 10,0, weiters Kantharidenpflaster (Collodium cantharidat. oder Papier Fayard), Mesotan (Vorsicht!), Rheumasan, Glykosal, Senfpflaster, Jodtinktur.

3. **Proteinkörpertherapie.** Als Eiweißkörper verwendet man zahlreiche Substanzen, wie Milchinjektionen (sterile Milch intramuskulär, von $^1/_2$—5 Kubikzentimeter, jeden zweiten bis dritten Tag steigend) oder Aolan (ein Fertigpräparat der Milch) oder Vakzineurin intramuskulär oder intravenös, oder Omnadin oder eine andere polyvalente Vakzine (Staphylokokken-, Typhusvakzine) usw. Eines der besten Mittel ist das Vakzineurin. An Cardiaca darf man dabei nicht vergessen. Wir erwähnen schließlich noch einige andere Mittel dieser Gruppe, wie Tuberkulin, Phlogetan, Ponndorfimpfungen, Kutivakzine, welche auch ihre Anhänger haben. Auch Eigenblutinjektionen und Autovakzine gehören hierher.

4. **Medikamentöse Therapie.** Diese ist zum Teil kausal (Insulin, antiluetische Kur, Salizylate, Chinin bei Malaria usw.), teils symptomatisch. Doch muß man hervorheben, daß sich eine strenge Trennung nicht durchführen läßt, da viele Mittel, welche

wir als kausale Therapie in geeigneten Fällen verwenden (wie z. B. fleischlose Kost oder Quecksilberschmierkur usw.) auch bei Fällen wirken, die mit den entsprechenden Grundleiden gar nichts zu tun haben, und anderseits reine Analgetica, wie z. B. Kokain usw., ohne jede andere Mithilfe zur völligen Heilung einer Neuralgie führen können. Wir werden also beide Arten von medikamentöser Therapie hier promiscue anführen: Salizylate und Pyramidon in verschiedener Form und in Kombination mit anderen Mitteln, sei es als Mischpulver, sei es als Fertigfabrikate, wie Opolen, Optalidon, Veramon, Allonal, Quadronal, Togal, Causyth, Kuralgon usw. Wichtig sind manchmal die Mittel, welche auch rektal oder per injectionem zugeführt werden können (Cibalgin, Novalgin); wir erwähnen noch das Antipyrin, Phenazetin, Lactophenin, Antifebrin, Analgen, Exalgin, Citrophen, Trigemin, Kryofin, Narcein usw., Chinin (in kleinen oder in großen Dosen). Ein Mittel, welches fast als Spezifikum für Neuralgien und besonders für die Trigeminusneuralgie gilt, ist das Aconitin in Form von Aconitinkuren. Ein anderes Mittel, welches jedoch bedeutend schwächer und unzuverlässiger in seiner Wirkung ist, gilt ebenfalls als Spezifikum gegen Trigeminusneuralgie; es ist das Chlorylen, welches eingeatmet wird. In vereinzelten Fällen wirkt Brom in größeren Dosen gut oder Tinct. Gelsemii oder Butylchloral oder eine Strychninkur. Mit Morphium, Pantopon usw. muß man äußerst sparsam umgehen, wegen Gefahr der Süchtigkeit, besonders bei Psychopathen und bei psychisch überlagerten Fällen. Man soll sogar jene Mischungen meiden, welche Morphium oder Codein enthalten. Man kann jedoch nicht verschweigen, daß man hie und da nach Morphium auch völliges Aufhören der Erscheinungen beobachtet hat. Noch mehr gilt die Möglichkeit einer heilenden Wirkung für Kokain, welches man jedoch eher in Form seiner zur Süchtigkeit weniger führenden Derivate, z. B. des Novokain, Tropakokain, Eucain, Percain, Impletol usw., verwenden kann, besonders in Form von lokaler Applikation. Auch sind die Salbenbehandlungen zu erwähnen, welche sehr verschiedene Beurteilung erfahren (Novokain- und Anästhesinsalben, Salben mit Belladonna, Opium, Bromokoll, Grünöl, Atophansalbe). — Zu erwähnen sind ferner roborierende Maßnahmen, welche natürlich für herabgekommene oder anämische Individuen in Frage kommen, Eisen, Arsen, Phosphorlebertran usw. Für manche Fälle werden Parathyreoidea-Extrakte empfohlen. Viel verwendet werden Abführmittel und Abführkuren, z. B. Karlsbader Kur oder Kalomelkur. Ferner wurden auch große Mengen alkalischer Mineralwässer empfohlen.

Klimatische Kuren spielen bei Neuralgien nur dort eine größere Rolle, wo der Kranke in einem kalten, feuchten oder windigen Klima lebt. Man empfiehlt warme, windstille, waldreiche Gegenden.

Allergischer Kopfschmerz.

Die Gruppe des allergischen Kopfschmerzes ist nicht ganz leicht abgrenzbar, obwohl ihre Definition ganz einfach ist: allergisch ist jener Kopfschmerz, bei dessen Zustandekommen allergische Vorgänge eine wesentliche Rolle spielen. Wir haben bereits gesehen, daß es eine Gruppe von Migräneleidenden gibt, welche ebenfalls allergisch sind. Es gibt aber einen allergischen Kopfschmerz, welcher nicht den Charakter einer Migräne trägt. Diese letztere Gruppe meinen wir hier, obwohl man recht wohl auf dem Standpunkt stehen könnte, daß auch jene Migränefälle hierher gehören.

Der nichtmigränöse allergische Kopfschmerz ist zumeist diffus, er beginnt aber in der Regel irgendwo lokal, am häufigsten vorne an der Stirne, über der Glabella, um die Augen herum, am Hinterhaupt. Er setzt zumeist innerhalb von 3 Stunden nach Einwirkung der allergischen Noxe ein; diese Frist kann sich jedoch nach unseren Erfahrungen bis zu 8—12 Stunden erstrecken; bei ein und demselben Kranken pflegt sie jedoch immer gleich zu sein. Der allergische Kopfschmerz dauert verschieden lang, ohne Gegenmaßnahmen 10, 12, 24 Stunden, kann sich aber auch auf mehrere Tage erstrecken. Er ist oft abhängig von dem Grade der Einwirkung, d. h. zumeist von der Menge der schädlichen Substanz. Er geht zumeist, aber nicht immer, mit auffälligen Begleiterscheinungen einher. Prüft man allerdings genauer, so kann man fast immer objektive Begleiterscheinungen feststellen, wie z. B. Veränderungen des Pulses, des Blutdrucks, der Hautfarbe, des Dermographismus, leichte, fleckige Rötungen oder urtikarielle Erscheinungen im Anfall, welche dem Kranken selbst entgehen. Der Kopfschmerz beginnt öfters mit Verstopfung der Nase und wässeriger Sekretion aus der Nase, weiters sieht man gelegentlich Schwindel, abdominale Erscheinungen, Erbrechen, Übelkeit, Diarrhoe, Ödeme an den Augen, Nase, Gesicht, Händen, Füßen, wobei manchmal rapide Gewichtszunahmen bis $2^{1}/_{2}$ Kilogramm vorkommen können. Auch Bauchschmerzen kommen vor. Daß die eosinophilen Zellen im Anfall, aber meistens auch außerhalb des Anfalls vermehrt sein können, ist begreiflich.

In der Anamnese finden wir in der Deszendenz und in der

Aszendenz des Patienten, meistens auch bei ihm selbst, Angaben über allergische Erscheinungen, und zwar meistens mehrfacher Art, wie z. B. Rhinitis vasomotoria, Urticaria, Quinckesche Ödeme, Ekzem, über anfallsweise auftretende abdominale Symptome, wie z. B. Schmerzen, Durchfall, besonders Colica mucosa, Erbrechen oder Übelkeit, über Heufieber und Asthma, über Migräne.

Die Untersuchung zeigt zumeist deutliche Zeichen vegetativer, besonders vasomotorischer Labilität, namentlich elevierten Dermographismus, starke respiratorische Arrhythmie, positiven Aschner (Pulsverlangsamung auf starken Bulbusdruck), positiven Chvostek, Akrozyanose, starkes Erythema pudicitiae (Rötung am Gesicht und am Hals bei Verlegenheit), starkes Schwitzen usw.

Die auslösenden Allergene sind entweder inhalierte oder verspeiste Stoffe, selten kutane Reize. Also Pollen, Hautschuppen, gewisse Pelze und Felle, von Speisen besonders Hühnereier, ferner Milch, Schokolade, Zwiebel, Weizen, Kartoffeln, Rindfleisch, Bohnen, Nüsse, Huhn, Erbsen, Pfirsich, Gurken, Äpfel, Schweinefleisch, Sellerie (diese Reihenfolge der Speisen ist von Eyermann nach der Häufigkeit in seinen Fällen geordnet).

Man prüft die Vermutungsdiagnose, wo es möglich ist, durch Hauttests, deren Spezifität jedoch meist zweifelhaft ist. Eigentlich ist die recht mühsame Untersuchung und Beobachtung an Hand von Speisenverboten und Speisenzulagen zuverlässiger. Die Allergendiagnose wird schließlich gekrönt durch Vorlage von geringfügigen Dosen des schädlichen Allergens vor dessen Einnahme (z. B. die fertigen Serien verschiedener Propeptane nach Luithlen und Urbach), was zugleich auch eine Therapie ist. Kälte- und Wärmeallergie soll nach Eyermann keine besondere Rolle spielen, doch muß man auch an diese denken, wenn wir entsprechende Angaben hören.

Was die Therapie sonst noch betrifft, so bewährt sich auch hier das Kalzium in Form von ständiger oraler Medikation in Verbindung mit 10—30 intravenösen Kalziuminjektionen (etwa dreimal wöchentlich) ziemlich gut. Die Kalziuminjektion vermag auch meistens einen Anfall zu kupieren. Im Anfall bewährt sich ferner manchmal eine Adrenalininjektion oder Einpinseln der Nase mit einem Novokain-Adrenalingemisch (20 Tropfen Adrenalin auf 10 Gramm $1^0/_0$iges Novokain). Man vergesse nicht an die häufigen Zusammenhänge mit endokrinen Drüsen, besonders Ovarium, Parathyreoidea und Thyreoidea, und leite eine entsprechende Therapie ein. Mißerfolge erklären sich manchmal daraus, daß man bei einer Überempfindlichkeit etwa gegen Schweineeiweiß Präparate aus Schweineorganen verwendet.

Toxischer Kopfschmerz.

Es ist bekannt, daß zahlreiche exogene Vergiftungen in verschieden hohem Grade mit Kopfschmerz einhergehen.

Die objektive Untersuchung ergibt keinen charakteristischen Befund, sie kann aber dennoch durch die Beachtung der Nebenerscheinungen auf den richtigen Weg führen.

Eine richtig erhobene Anamnese, welche eine gewisse Kenntnis der Giftwirkungen voraussetzt, wie auch die Möglichkeiten und Gelegenheiten der Vergiftungen im Auge behält (besonders der so wichtigen gewerblichen Noxen), kann uns äußerst wichtige Anhaltspunkte liefern. Der toxische Kopfschmerz betrifft zumeist Menschen, welche sich früher der vollsten Gesundheit erfreuten, er wird oft besser oder verschwindet, wenn das Milieu gewechselt wird, also z. B. während der Ferienreise usw., und kommt sofort wieder, wenn man in die alte Umgebung zurückkehrt (das kommt gelegentlich auch beim allergischen und beim psychogenen Kopfschmerz vor). Wir werden die Art der Beheizung berücksichtigen müssen, die Nachbarschaft einer Autogarage oder gewerblicher Betriebe, nach dem Badeofen, nach der Wasserversorgung fragen. Unser Verdacht wird stärker werden, wenn uns der Kranke auf Befragen angibt, daß auch andere Personen, sei es in seinem Betriebe, sei es in seinem Haushalt, an ähnlichen Erscheinungen leiden.

Wenn wir die wichtigsten Gifte vornehmen, so müssen wir der Häufigkeit nach unbedingt mit dem Alkohol und dem Nikotin beginnen. Beim Alkoholismus, welcher bei sehr Intoleranten schon in lächerlich geringen Dosen alle seine Schäden entfalten kann, gibt es verschiedene Arten des Kopfschmerzes: den Kopfschmerz der akuten Alkoholvergiftung (den „brummenden Schädel"), den neuralgischen infolge einer alkoholischen Polyneuritis, ferner einen heftigen Kopfschmerz bei der relativ seltenen alkoholischen Encephalitis (der Polioencephalitis haemorrhagica Wernicke), bei der Pachymeningitis haemorrhagica, bei den Hirnblutungen und den subarachnoidealen Blutungen der Alkoholiker. — Die Therapie des alkoholischen Kopfschmerzes ist eine sehr einfache: Alkoholabstinenz und symptomatische Therapie durch Analgetica, durch Gefäßmittel, durch Kalzium, Luminal, kleine Chinindosen usw. (Nitrite sind meistens kontraindiziert).

Nikotin. Schon der erste Rauchversuch, die erste akute Nikotinvergiftung, führt außer Schwindel und Erbrechen nicht selten auch passageren Kopfschmerz herbei. Bei chronischem Nikotinismus sehen wir verschiedene Arten von Kopfschmerzen. Am häufigsten den angiospastischen und den arteriosklerotischen Typus, seltener den angioparalytischen und auch den neurasthenischen Typus. Als Therapie kommt neben Nikotinentzug oder Verordnung von Rauchen entnikotinisierter Rauchwaren ein Erholungsaufenthalt in einer Anstalt, Hydrotherapie, Nitrite, Jod, physikalische Therapie in Frage, ferner Kalzium, Luminal, Chinin, Papaverin, Diuretin, Rhodan.

Der Häufigkeit nach kommen außer Alkohol und Nikotin noch folgende Gifte besonders in Frage: Kohlenoxyd, Blei, Arsen, Quecksilber, Benzol, Anilin, Trichloräthylen, Phosphor, Schwefelwasserstoff, Chloroform, Äther, Koffein, Thallium usw. Fast niemals sieht man Kopfschmerzen bei Vergiftung mit Mineralsäuren, Azetylen, Lustgas, Antimon, Morphium, Kokain usw.

Die Therapie der toxischen Kopfschmerzen muß vor allem eine kausale sein (Befreiung vom Gifte und Bekämpfung des Giftes), während sich die symptomatische Therapie nach dem Entstehungsmechanismus des Kopfschmerzes richtet und sich somit in nichts von den schon früher besprochenen symptomatischen Maßnahmen unterscheidet.

Kopfschmerz bei Stoffwechselerkrankungen.

Beim Diabetes ist sowohl ein allgemeiner, d. h. diffuser, sich öfters (manchmal nur nächtlich!) wiederholender Kopfschmerz nicht selten, wie auch besonders der neuralgische oder neuritische Typus. Die Neuralgien beim Diabetes befallen erfahrungsmäßig vorzugsweise den Ischiadicus und den Trigeminus. Besonders wichtig sind aber Kopfschmerzen als Vorboten eines drohenden diabetischen Comas, weshalb auch die Untersuchung auf Azeton nicht vernachlässigt werden darf. Die Behandlung des Diabetes bringt diese Kopfschmerzen zumeist vollständig zum Verschwinden. Hier kann man in der Erwartung der baldigen Heilung unbedenklich Analgetica benützen.

Bei echter Gicht beobachten wir Neuralgien und Neuritiden im Bereiche des Kopfes, aber auch diffuse Kopfschmerzen unklarer Natur, wie sie beispielsweise im Verlaufe eines echten Gichtanfalles auftreten können.

Daß auch andere Arten von Stoffwechselstörungen mit Kopfschmerzen einhergehen können, wie die Anfälle von spontaner Hypoglykämie, von Oxalurie, von Azetonämie wollen wir kurz erwähnen.

Eine größere Rolle spielt die Obstipation, welche sehr häufig dumpfe Kopfschmerzen mit eingenommenem Kopf im Gefolge hat, wahrscheinlich infolge Resorption von Stoffwechselschlacken in den Körper. Der Kopfschmerz ist dabei zumeist nicht heftig, aber infolge seiner Konstanz sehr quälend. Es kommen jedoch auch heftige Neuralgien dabei vor. Die Behandlung der Obstipation ist die beste und die unerläßliche Therapie.

Der menstruelle und der Graviditätskopfschmerz.

Diese Kopfschmerzen bilden eigentlich keine nosologische Einheit.

Der menstruelle Kopfschmerz ist häufig eine richtige Migräne, oft ist er ein neurasthenischer, oft ein ausgesprochen hysterischer Kopfschmerz. Der menstruelle Kopfschmerz pflegt in der Gravidität und im Klimakterium zu sistieren. Man möge also bei klaren Fällen von Migräne, Hysterie usw. die in den entsprechenden Kapiteln erwähnten Behandlungsarten versuchen. Sollten diese versagen, so ist es wichtig, bei Fällen mit unregelmäßiger, mit schwacher Menstruation, bei Fällen mit dysmenorrhoischen Beschwerden Ovarialpräparate zu versuchen. Manchmal erzielt man darauf prompte Besserungen, so daß es nicht unangebracht ist — da ja die Art der Menstruation kein absolutes Zeichen für die Stärke der Ovarialfunktion abgibt — auch bei Fällen mit ungestörter menstrueller Blutung einen Versuch mit diesen Präparaten zu machen. Manche empfehlen bei Patientinnen über vierzig Kastration oder Hypophysenbestrahlung.

Auch der Graviditätskopfschmerz kann Verschiedenes bedeuten. Es kann sich um eine latente Urämie, um Hysterie handeln, um eine Vergrößerung der Hypophyse in der Gravidität.

Wir sind also dafür, sich niemals mit der Diagnose „menstrueller" oder „Graviditätskopfschmerz" zu begnügen, sondern jeden einzelnen Fall zu analysieren und individuell zu behandeln. Wichtig ist es, sich stets vor Augen zu halten, daß alle möglichen Leiden, welche zum Kopfschmerz führen, sich gelegentlich, besonders im Beginn, durch eine rein menstruelle Exazerbation auszeichnen können, insbesondere der Hirnabszeß und die Meningitis serosa.

Kopfschmerz bei inneren Erkrankungen.

Die bei inneren Erkrankungen vorkommenden Kopfschmerzen können verschiedenster Art sein (vasomotorisch, toxisch, meningeal, neuralgisch usw.). Was uns hier besonders interessiert, sind jene Kopfschmerzen, welche wir als reflektorisch bezeichnen, weil wir sehen, daß sie bei gewissen Erkrankungen innerer Organe, bei gewissen Lokalisationen dieser Erkrankungen häufiger vorkommen und bei Beseitigung dieser Erkrankungen prompt verschwinden.

Wir wollen, um uns nicht ins Uferlose zu verlieren, bloß kurz aufzählen, an welche Arten von inneren Erkrankungen man denken muß, wenn man einen Kranken mit Kopfschmerzen vor sich hat: an die Nierenaffektionen, an **Infektionskrankheiten, Magenerkrankungen, Darmkrankheiten, Eingeweideparasiten** (Ascariden), **Gallenblasen- und Leberaffektionen.** Es können — was uns hier besonders interessiert — alle diese Krankheiten mit Kopfschmerzen als führendem Symptom verlaufen, während die eigentlichen Symptome der genannten Krankheiten ganz latent bleiben. Weiters denke man an **Blutkrankheiten, Herzkrankheiten, Lungenprozesse, Erkrankungen der Drüsen mit innerer Sekretion.** — Zu erwähnen ist, daß auch alle möglichen Erkrankungen und Anomalien der **weiblichen Geschlechtsorgane** zu reflektorischen Kopfschmerzen führen können.

Psychoneurotischer (psychogener) Kopfschmerz.

Wir wollen versuchen, zuerst die Nomenklatur zu klären. Früher nannte man Neurose einfach jede nicht organische Erkrankung des Nervensystems, während sich heute zum Teil der Brauch eingebürgert hat, neurotisch und psychogen zu identifizieren, obwohl man anderseits auch von vegetativen Neurosen usw. spricht. Wir meinen hier den **direkt psychogen** entstandenen Kopfschmerz, das heißt jenen Kopfschmerz, welcher durch Umwandlung, durch Konversion eines psychischen Phänomens, eines seelischen Leidens in ein körperliches Phänomen entsteht, wobei dieses seelische Leid selbst entweder ganz aus dem Bewußtsein verschwindet oder in den Hintergrund tritt. Wichtig ist oft dabei das, was man „Entgegenkommen der Organe" nennt: es werden oft gerade kranke oder minderwertige Organe zum Sitze des neurotischen Symptoms.

In der Praxis ist die Unterscheidung und die richtige Behandlung bei solchen gemischten psychisch-somatischen Fällen oft außerordentlich schwer. Der psychische Anteil erschwert die somatische Analyse des Falles, der somatische Anteil wiederum ist an und für sich oft schwer zu beurteilen und kann leicht irreführen, vom Psychischen ablenken. Dazu kommt noch, daß Fälle nicht extrem selten sind, wo etwa eine hysterische Frau an einem nicht hysterischen Kopfleiden erkrankt, einem Hirntumor oder dergleichen, und daß der Hausarzt, welcher die Frau als Hysterica seit Jahren kennt, geneigt ist, ihre Beschwerden nicht allzu ernst zu nehmen.

Wie analysieren wir also diese Fälle? Allzu leicht vergißt man, daß Hysterie nicht bloß eine Verlegenheitsdiagnose ist, welche dort gestellt wird, wo ein körperliches Substrat für die Beschwerden fehlt. Hysterie ist eine positive Krankheit, welche allerdings oft nicht leicht bei einer einzigen Untersuchung zu erkennen ist und welche einen hysterischen Charakter, hysterische Krankheitserscheinungen, hysterische Stigmen oder das Vorhandensein einer Psychogenie in sich schließt.

Bei dieser schwierigen Diagnose wird unseres Erachtens die Hilfe des Facharztes viel zu selten in Anspruch genommen. Viel zu selten wird vom praktischen Arzt an den Facharzt für Nervenkrankheiten die Frage gestellt: ist nach der psychischen Verfassung, nach der Vorgeschichte des Kranken, nach den Aussagen seiner Umgebung (immer den Kranken und die Begleitperson gesondert ausfragen!) die Grundlage für die Annahme eines hysterischen, eines psychogenen Kopfschmerzes gegeben? Eine bejahende Antwort in diesem Falle besagt allein noch nicht, daß der Kopfschmerz psychogen sein muß; eine verneinende allerdings entscheidet sicher gegen eine solche Annahme. Man muß sich aber mit der Tatsache abfinden, daß diese Diagnose in manchen Fällen nicht leicht ist, und man muß dem Facharzt die Möglichkeit geben, sich vielleicht mehrere Male mit dem Kranken zu befassen.

Die Hysteriker und ihre Symptome zeichnen sich durch eine große Suggestibilität aus. Auch das kann man mitunter zur Diagnose der Krankheit verwenden. Mit Vorsicht und Schlauheit angewendet, kann dieser Umstand allein schon zur Entlarvung der Krankheit führen. So können wir z. B. oft sehen, daß die psychogenen Kopfschmerzen auf keines der schmerzstillenden Mittel auch nur im geringsten reagieren. Das geht so weit, daß, wenn ein Kranker angibt, sein Kopfschmerz sei auf ein starkes Analgetikum nicht um ein Jota und nicht einmal für eine Viertelstunde leichter geworden, dieser Umstand allein den stärksten Verdacht auf psychogenen Kopfschmerz oder zumindest auf eine psychogene Überlagerung erregen muß. Umgekehrt wird die Diagnose „psychogen" bestärkt, wenn der Kranke auf ein indifferentes Pulver (etwa Amylum oder Kochsalz), welches ihm mit einer entsprechenden verbalen Eindringlichkeit und mit einem schönen lateinischen Namen empfohlen wird, die Kopfschmerzen verliert.

Eine bestimmte Lokalisation oder bestimmte Eigenschaften kann man von einem hysterischen Kopfschmerz nicht verlangen, da ja die Hysterie jede Art von Beschwerden produzieren, jede Krankheit imitieren kann.

Oft findet man bei Hysterie eine auffallende Hyperalgesie der Kopfhaut, welche auf keinen bestimmten Nervenbezirk begrenzt ist, lebhafte Abwehrbewegungen bei Berührung des Kopfes, ja bei bloßer Annäherung. Der hysterische Kopfschmerz kann in Form oft imposanter Anfälle (mit allen möglichen Begleiterscheinungen, Schwindel, Erbrechen usw.) auftreten; besonders oft ist er aber permanent, Tag und Nacht, Monate und Jahre dauernd. Für Hysterie spricht eine phantastische, von dem Bekannten abweichende, oft mit grotesken bildhaften Vergleichen geschmückte Darstellung des Kopfschmerzes. Es spricht dafür ein Auftreten im Anschluß an bestimmte psychische Situationen und ein Verschwinden oder Ausbleiben der Schmerzen unter Bedingungen, die dem Kranken in seinen Bestrebungen Nachteil bringen könnten. Man kann gewissen infantil denkenden Hysterikern, Kindern, Soldaten im Krieg ihre Schmerzen auf die Weise „abkaufen", indem man etwa das Kind ins Bett legt und ihm nur Unangenehmes zu essen gibt (wobei aber jeder Anschein peinlich vermieden werden muß, als ob es sich um eine Bestrafung handle), indem man etwa dem Soldaten den Ausgang sperrt oder ihm im Falle einer baldigen Heilung einen Urlaub in Aussicht stellt. Zu diesen diagnostischen (und zugleich auch therapeutischen) Methoden gehört es auch, die Behandlung der Kopfschmerzen möglichst unangenehm (aber unschädlich!) zu gestalten, wobei manchmal ein prompter Erfolg zu erzielen ist. Dazu gehören unangenehme Medikamente (Asa foetida u. dgl.), Faradisation mit dem Pinsel u. dgl.

Hysterieverdächtig ist es auch, wenn der Kranke angibt, daß sein Kopfschmerz mit einer minutiösen Pünktlichkeit zu einer bestimmten Tages- oder noch öfter Nachtstunde auftritt. Wohl kommt das auch bei anderen Kopfschmerzen vor (besonders bei allergischem, beim Nebenhöhlenkopfschmerz usw.), doch ist hier die Pünktlichkeit und die Stereotypie des Kopfschmerzes zumeist nicht so markant. Die psychische Ursache, warum der Schmerz gerade um diese Stunde auftritt, kann dann in den äußeren Umständen liegen oder auch in ferner Vergangenheit, in unbewußt gewordenen Kindheitserinnerungen usw.

Wichtig ist es, sich ein Bild zu machen, ob der Kopfschmerz

bloß ein Teilsymptom einer schweren, komplizierten Hysterie ist, welche sich in diesem Falle auch noch in anderer Weise äußern wird, oder ob es sich um eine sogenannte kleine, symptomatische Neurose handelt. Diese letztere hat oft eine ganz einfache, „aktuelle" Psychogenie, und es genügt oft, sich in solchen Fällen auf die Behandlung des Symptomes Kopfschmerz selbst zu verlegen — zumindest im Augenblick, denn bei neuen seelischen Schwierigkeiten können auch bei solchen Personen leicht andere hysterische Symptome auftreten. Im Falle einer komplizierten Hysterie jedoch, bei welcher der Kopfschmerz bloß eine kleine Teilerscheinung eines reichhaltigeren Krankheitsbildes darstellt, ist eine systematische Behandlung der Hysterie selbst mit den „großen" psychotherapeutischen Methoden, wie Psychoanalyse, psychoanalytisch gefärbter Konversation (ein Gemisch von Psychoanalyse und Persuasion), Individualpsychologie nicht zu vermeiden.

Wir haben einige kleine therapeutische Behelfe erwähnt, mit denen man in geeigneten Fällen dem Symptom beikommen kann. Es ist hinzuzufügen, daß jede Behandlungsart, wenn sie der Psyche des Patienten angepaßt und entsprechend suggestiv gefärbt ist, Erfolge aufweisen kann, ob es sich nun um einen Wunderdoktor, einen Wunderkurort, um diese oder jene elektrischen Ströme handelt. Hier auf die „Mode" ein wenig Rücksicht zu nehmen, ist wohl angebracht. Von Bädern und physikalischen Methoden sind jene vorzuziehen, welche mit einem imposanten Apparat verbunden sind, etwa Hochfrequenz, Franklinisation, Teslaströme, faradische Hand, „Magnetisieren", Massage. Aber auch Scheinmanöver, wie Röntgenscheinbestrahlung usw. kommen in Frage. Sehr gut bewähren sich begreiflicherweise Wachsuggestion und Hypnose. Die Unterbringung in einer entsprechenden Nervenheilanstalt ist erfahrungsgemäß sehr zu empfehlen. Hier wirkt die oft äußerst wichtige Entfernung aus dem Milieu mit dem gewissen massensuggestiven Einfluß der Anstalt in der günstigsten Weise zusammen. Daß Sedativa oft angezeigt sind, versteht sich von selbst; manche Fälle erfordern auch roborierende Therapie (insbesonders Arsen, welches auch beruhigend wirkt); ferner sind Ovarialpräparate bei Frauen mit Hypofunktion der Ovarien oft sehr wirksam; bei manchen Fällen ist auch eine Dämpfung der sexuellen Übererregbarkeit am Platze (Bromkampher-Lupulin); auch dem Extrakt der Glandula pinealis, dem Epiglandol Roche, wird eine dämpfende Wirkung auf die Sexualität zugeschrieben, und es ist bei unserem Thema am Platze, zu erwähnen, daß diesem Präparat eine hirndruck-herabsetzende Wirkung zugeschrieben wird. Narcotica sind unbedingt zu meiden, besonders Alkaloide, wegen der Gefahr der Süchtigkeit, die bei Psychopathen besonders groß ist. Aus demselben Grunde sind auch Analgetika mit Vorsicht zu geben und lieber in Form einer zeitlich festgelegten öfteren Zufuhr, als in Form fallweiser Zufuhr bei Schmerzen. Letztere Methode führt nach unserer Erfahrung eher zur Süchtigkeit. Bei gemischten Analgeticis ist zu beachten, ob sie Kodein enthalten; solche führen eher zur Süchtigkeit. Gefährdet sind besonders jene Kranken, bei welchen die Pulver „sehr gut" wirken und die nach Einnahme von solchen Pulvern einen auffallenden Stimmungsumschwung aufweisen.

Der neurasthenische Kopfschmerz.

Das größte Kontingent der Kopfschmerzen stellt der neurasthenische Kopfschmerz dar. Leider ist seine Natur unklar, es scheint, daß er seinem Wesen nach überhaupt keine Einheit bildet. Am häufigsten dürfte der vasomotorische Kopfschmerz sein, der angiospastische häufiger als der angioparalytische; auch andere Formen von zirkulatorischem Kopfschmerz sind häufig. Der Häufigkeit nach folgt dann der psychogen bedingte oder psychogen verstärkte Kopfschmerz; aber auch der Übermüdungskopfschmerz, der toxische (Nikotin, Alkohol, intestinale Autointoxikation), der allergische Kopfschmerz sind nicht allzu selten. Es ist gut, sich das bei der Therapie vor Augen zu halten.

Dementsprechend kann man auch keine richtige Beschreibung des neurasthenischen Kopfschmerzes geben und nur einige Characteristica anführen, welche für sehr viele, wenn auch nicht für alle Fälle gelten. Die Beschreibung, welche der Neurastheniker von seinem Kopfschmerz gibt, ist zumeist sehr umständlich, manchmal gequält, als ob der Kranke sich krampfhaft bemühen würde, einen richtigen, einen ganz neuen Ausdruck für die Eigenart seiner Schmerzen zu finden. Eine sehr beharrliche Exploration zeigt in so manchem Falle, daß es sich eigentlich gar nicht um eine Schmerzsensation handelte, sondern um eine ganz andere Mißempfindung, wie Druck, eingenommener Kopf usw.; häufig ist die Angabe über einen Reifen um den Kopf, um die Stirne, das Gefühl einer Haube, einer Schwere, eines Drucks auf das Gehirn, eines Vollseins bis zum Platzen, eines Bleigewichtes oder einer Platte auf dem Scheitel oder einfach eines „unfreien Kopfes", eines „Schleiers vor der Stirne", Müdigkeitsgefühl im Nacken usw.

Dabei ist zu bedenken, daß, wie jedes neurasthenische Symptom, auch der Kopfschmerz ganz monosymptomatisch in Erscheinung treten kann, während die sonstige Neurasthenie ganz verborgen bleiben kann. Es ist sehr wahrscheinlich, daß der viel genannte „habituelle Kopfschmerz" hierher gehört, falls es überhaupt ratsam und nicht vielmehr schädlich ist, einen solchen Namen aufrecht zu erhalten.

Seinem Verlauf nach stellt sich der neurasthenische Kopfschmerz sehr verschieden dar. Der Neurastheniker kann seit seiner Kindheit an Kopfschmerzen leiden. Manche dieser Kranken geben an, sie hätten die Schmerzen immer, Tag und Nacht, oder nur bei Tag. Bei den meisten Neurasthenikern kommen die Kopfschmerzen periodisch, mehr oder weniger häufig, aber zumeist ganz unregelmäßig. Eine genaue Exploration ergibt dann eine Reihe von stereotypen Auslösungsursachen dieser Schmerzen.

Warum legen wir Wert auf die Auffindung solcher Auslösungsursachen? Nun, es ist nicht immer möglich, die Grundkrankheit, die Neurasthenie zu behandeln, und noch weniger, sie zu heilen. Man kann aber dort, wo es sich um Auslösungsursachen handelt, welche zu beseitigen sind, den Kranken trotzdem gänzlich von seinen Kopfschmerzen befreien.

Was kommt nun an Auslösungsursachen hauptsächlich in Frage? In erster Linie Ermüdung, sowohl physische wie psychische, starke Sinnesreize, Licht (Filmaufnahmen usw.), Lärm, Gerüche. Arbeit in überhitzten Räumen, in zu trockener Luft (Zentralheizung), in der Nähe einer Gasflamme, in sauerstoffarmer oder verunreinigter Luft, hastige, überstürzte Arbeit, welche große Ansprüche an Konzentration und Gedächtnis stellt; Aufregungen, Kränkungen, Witterungswechsel, die verschiedenen Phasen des Sexuallebens (Pubertät mit und ohne Masturbation, Menarche, Menstruation, Menopause, Gravidität, Climacterium virile, Coitus interruptus, Exzesse in venere, frustrane sexuelle Erregungen usw.), Alkohol, Nikotin usw.

Was die Therapie der neurasthenischen Kopfschmerzen betrifft, so müssen wir uns kurz fassen: Genaue Analyse des Falles, Analgetika, Behandlung der Neurasthenie, Beseitigung der Auslösungsfaktoren, Psychotherapie, Hydrotherapie, Schonungs- und Übungstherapie, physikalische Methoden, Roborantia und Sedativa.

Kopfschmerz bei Nasen-, Ohren- und Augenerkrankungen.

Wenn wir die bei Nasenleiden vorkommenden Kopfschmerzen näher betrachten, so müssen wir vorerst feststellen, daß Schmerzempfindungen nur dann als „Nasenschmerz" bezeichnet werden, wenn die Affektion den vorragenden Teil der Nase, den Naseneingang oder die dort verlaufenden sensiblen Nerven betrifft. Hingegen werden Schmerzen, die ihren Grund in Affektionen der inneren Nase und ihrer Nebenhöhlen haben, als Kopf-, Gesichts- oder Zahnschmerzen empfunden. Im allgemeinen entspricht den Affektionen des hinteren Teiles der Nase und der hinteren Nebenhöhlen ein Schmerz im Hinterkopf oder ein dumpfer Druck in der Scheitelgegend; doch wird nicht selten ein schmerzhafter Schläfendruck geklagt, ohne daß die Möglichkeit bestünde, ihn auf eine bestimmte Gegend zu beziehen. Der Stirnkopfschmerz ist charakteristisch für Erkrankungen der Stirnhöhle, der Gesichtsschmerz und Zahnschmerz für die Kieferhöhlen. Doch wir sehen, daß sich die Schmerzempfindung keineswegs für alle Fälle auf ein gemeinsames Schema bringen läßt. Bemerkenswert ist eine oft ausgeprägte Periodizität der Schmerzen bei Erkrankungen der Nebenhöhlen, die im Gegensatz zu den nächtlichen Schmerzen der syphilitischen Spätaffektionen meistens zu gewissen Stunden des Tages sich einstellen, weil zu gewissen Tageszeiten gesteigerte Sekretion oder Stauung vorhanden ist. Die Nasenärzte nehmen 4 Arten des Zusammenhanges zwischen Kopfschmerz und Nase an: Durch falsche Lokalisation, durch Irradiation, als Reflexneurose und endlich durch Kompression der von der Nase abführenden Gefäße. Stauungen von der Nase aus können sich auf die Höhle des Gehirns fortpflanzen. Ferner sendet jeder der drei Äste des Ganglion Gasseri einen rückläufigen Nervenfaden an die Hirnhaut, ebenso wie auch der Nervus nasociliaris einen meningealen Ast abgibt, so daß es sich beim nasalen Kopfschmerz sehr wohl um die im Gebiet des Trigeminus sehr häufigen Irradiationen handeln kann.

Was den Kopfschmerz bei Verstopfung der Nase betrifft, so ist seine Entstehung Gegenstand vieler Diskussionen gewesen. Er kann durch Stauung in den Gefäßen der Hirnhaut oder durch ein hämotoxisches Moment, das zentral wirkt, zustande kommen. Durch die behinderte Atmung soll ein Zurückhalten toxisch wirkender Stoffe, besonders der Kohlensäure im Blut, stattfinden. Schnupfen-Kopfschmerzen, die nach Freiwerden des Atmungsweges nicht weichen wollen oder eine Höchstintensität erreichen, bedeuten irgend welche Komplikation (Neuralgien des Trigeminus, Allgemeininfektion oder Befallensein der Nasennebenhöhlen).

Bei der akuten Stirnhöhlenentzündung steht unter den Symptomen der Stirnhöhlenschmerz im Vordergrund. Er ist gewöhnlich die Folge der Sekretstauung und ist deshalb dadurch zu lindern, daß man für Abfluß des Sekrets sorgt durch Inhalationen und vorsichtige Anämisierung der geschwollenen Schleimhaut in der Gegend des Ausführungsganges der Stirnhöhle; wenn der Abfluß nach der Nasenhöhle frei ist, so ist der Schmerz nicht besonders heftig, mehr ein dumpfer Druck; dagegen tritt bei Verschluß des Ausführungsganges und Ansammlung von Sekret sehr heftiger bohrender oder hämmernder Schmerz auf. Der Schmerz kommt oft anfallsweise oder verstärkt sich periodisch, besonders des Morgens, wenn sich während der Nacht Sekret angesammelt hat. Manchmal steigert sich der Schmerz beim Vorneigen des Kopfes. Ein Lokalsymptom ist die Empfindlichkeit des oberen Augenhöhlenrandes auf Druck oder Beklopfen, Druckempfindlichkeit des Nervus supraorbitalis, in den akuten Fällen ein leichtes Ödem der Haut ober der Stirnhöhle. Dazu kommen Angaben über häufigen Schnupfen oder Verlegtsein der Nase auf der Seite der Schmerzen. Von diesen Höhlenschmerzen sind die neuralgischen Beschwerden, die bei jeder akuten oder chronischen Nebenhöhleneiterung auftreten können, zu trennen. Die Unterscheidung ist wichtig, denn Supraorbitalneuralgien täuschen erfahrungsgemäß häufig Stirnhöhlenentzündungen vor. Bei der akuten Stirnhöhlenentzündung können neuralgische Beschwerden in allen Ästen des Trigeminus auftreten, auch Neuralgien in anderen Nerven, z. B. Occipitalis major und minor kommen vor. Die Hinterkopfschmerzen bei Stirnhöhlen- und Stirnhirnerkrankungen werden durch Ausstrahlung zum Ramus recurrens des ersten Trigeminusastes erklärt. Auch allgemeine Kopfschmerzen können auftreten infolge des Fiebers oder begleitender Erkrankungen. Selbst Myalgien können Stirnhöhlenkopfschmerzen vortäuschen.

Bei Siebbeinentzündungen können Kopfschmerzen fehlen, können jedoch in allen möglichen Formen vorkommen, wie bei Stirnhöhlenentzündungen. Regelmäßig ist ein dumpfer, hauptsächlich den Nasenrücken oder den ganzen Kopf einnehmender Schmerz bei der akuten Ethmoiditis oder bei der akuten Exazerbation der chronischen Fälle vorhanden.

Unter den Lokalsymptomen der Keilbeinhöhlenentzündung steht der Kopfschmerz im Vordergrund. Er ist überaus wechselnd in seinem Charakter und seiner Intensität. Bei akutem Empyem wird der Schmerz in den Hinterkopf oder in die Tiefe der erkrankten Seite verlegt. Der Schmerz kann bei akutem Empyem oder bei der Exazerbation des chronischen Empyems von großer Intensität sein. Bei einer Reihe von Kranken tritt der Schmerz erst bei heftigen Erschütterungen des Körpers auf. In chronischen Fällen besteht eine allgemeine Benommenheit des Kopfes. Denkträgheit, Schlafsucht, Depression. Sluder führt viele Migränen auf vorhandene oder abgelaufene Keilbeinhöhlenaffektionen zurück.

Im Verlaufe von Nebenhöhleneiterungen treten zuweilen Kopfschmerzen als Symptom eines Hirnleidens auf. In einem Teil dieser Fälle dürfte eine Meningitis serosa im Spiele sein; darauf deutet der positive Liquorbefund hin. Die zerebralen Symptome können auch durch einen Extraduralabszeß verursacht sein und nach dessen Eröffnung prompt verschwinden. —

Der Ohrenschmerz bildet manchmal das einzige Symptom bei Ohrenleiden und ist durch die Erkrankung der Nerven selbst hervorgerufen, ohne daß die Untersuchung pathologische Veränderungen an einem Teil des Ohres konstatieren kann. Diese „Otalgien" können bloß die das Ohr versorgenden Nerven befallen und werden je nach der Affektion der einzelnen Nerven an der Vorderfläche der Ohrmuschel oder an ihrer hinteren Fläche, im Gehörgang, in der Tiefe des Ohres oder am Warzenfortsatz empfunden; oder sie sind Teilerscheinung einer allgemeinen Neuralgie der das Ohr versorgenden Nerven, besonders bei Trigeminusneuralgie des dritten Astes und bei Cervico-Okzipitalneuralgien; sie zeigen dann die diesen Neuralgien entsprechenden Schmerzpunkte. Viel häufiger als diese reinen Otalgien sind die durch pathologische Veränderungen im Ohr verursachten Schmerzen. Ist das Mittelohr entzündet, so treten fast immer mehr oder weniger heftige Schmerzen auf, die höchsten Grade bei der akuten Otitis media. Sie unterscheiden sich von den Schmerzen bei Entzündungen des äußeren Gehörganges dadurch, daß sie in die Tiefe des Ohres lokalisiert werden und durch jene Bewegungen verstärkt werden, die sich dem pharyngealen Ostium der Tuba Eustachii mitteilen, also durch Schneuzen, Schlucken, Niesen; Kranke mit Gehörgangsentzündung vermeiden es, auf dem erkrankten Ohr zu liegen; der Otitis-Kranke vergräbt sich im Kissen mit der kranken Seite, da die Wärme den Schmerz vermindert. Bei den heftigsten Graden ist der Schmerz bohrend und klopfend, wird in der ganzen Kopfhälfte empfunden, strahlt selbst in die Schulter aus und dauert kontinuierlich an, doch ist er am stärksten abends und in der Nacht, während am Morgen und Vormittag der Zustand leichter ist. — Chronische Otitis macht nur dann Kopfschmerzen, wenn akute Exazerbation oder Eiter-Retention besteht, Ulzerationen der Schleimhaut und des Knochens dazutreten oder der Gehörgang durch den Eiter infiziert wird.

Der otogene Kopfschmerz ist vom Ohrenschmerz wohl zu unterscheiden und bildet ein eigenes wichtiges Symptom in der Pathologie der Ohrenerkrankungen. Der otogene Kopfschmerz, welcher sich meistens bei Eiterungen, besonders bei chronischer Otitis findet, ist immer als ernstes Symptom aufzufassen, da er in seinen stärkeren und konstanten Formen stets eine Komplikation des Eiterungsprozesses anzeigt. Ist der Knochen der Nebenräume des Mittelohres (Antrum, Attik, Warzenfortsatz) ergriffen, so kann die Ostitis, besonders wenn sie am Tegmen oder an der Hinterwand des Warzenfortsatzes sitzt, durch die Beziehungen zur Dura der mittleren, beziehungsweise hinteren Schädelgrube Kopfschmerzen verursachen. Erkrankt die Dura selbst und bilden sich extra- und intradurale Komplikationen aus, so wird der Kopfschmerz gewöhnlich ein sehr hervorstechendes Symptom. Die höchsten Grade erreicht er beim Hirnabszeß und bei der Leptomeningitis. Doch darf man aus seiner Intensität allein nicht auf die Schwere der Erkrankung schließen, da auch relativ leichte Komplikationen (Eiterretention im Antrum) schon hochgradige Kopfschmerzen erzeugen können, besonders wenn der Patient disponiert ist. Gewöhnlich wird der Kopfschmerz auf die Seite der Erkrankung, häufig sogar in die entsprechende Schädelgrube lokalisiert. —

Von den Erkrankungen des Auges sind nur jene mit Schmerzen verbunden, bei denen die vorderen, sensible Nerven besitzenden Teile entzündet sind. Wenn der Kranke angibt, Schmerzen im Knochen über dem Auge zu haben, kann man sicher sein, daß nicht ein einfacher Bindehautkatarrh vorliegt, sondern eine Iritis. Die Schmerzen bei schweren Augenentzündungen haben oft die unangenehme Eigenschaft, gerade des Nachts besonders heftig zu werden. Bei Iridozyklitis und beim akuten Glaukom kommen Schmerzen vor, welche zu den stärksten gehören, die ein Mensch haben kann und die geradezu Symptome von Hirnreizung, z. B. Erbrechen, hervorrufen können, besonders bei Glaukom. Die Kopfschmerzen kommen anfangs selten, später immer häufiger; im Sommer ist der Kranke fast frei davon, im Winter leidet er viel öfter. Mit dem Einschlafen hören die Schmerzen in der Regel auf. Nie wird der Kranke dadurch aus dem Schlaf geweckt. Häufig werden die Kopfschmerzen durch Aufregungen, Besuch von Gesellschaften oder Theater hervorgerufen und der Patient gilt daher für nervös. Die begleitende Sehstörung, Trübsehen und farbige Ringe, kann, wenn sie gering ist und sich auf ein Auge beschränkt, vom Patienten vernachlässigt werden.

Kopfschmerzen, bei welchen am Auge äußerlich nichts zu sehen ist, entstehen bei Refraktionsfehlern (Hypermetropie, Astigmatismus) und bei Störung des Muskelgleichgewichtes, besonders bei latenter Divergenz. Sie treten nur bei Anstrengung der Augen auf, sind daher niemals des Morgens nach dem Erwachen vorhanden; auch kommen sie nicht bei kleinen Kindern vor, sondern erst in einem Alter, in dem größere Anforderungen gestellt werden. Vom Hypermetropen wird außerdem noch über Verschwimmen des Druckes nach längerem Lesen geklagt, von Patienten mit Muskelstörungen über gelegentliches Doppeltwerden und Durcheinanderlaufen der Zeilen. Auch geben diese Patienten an, nicht selten ein Gefühl leichter Übelkeit bei Anstrengung der Augen zu empfinden.

Die vom Auge hervorgerufenen Kopfschmerzen lokalisieren sich im vorderen Teil des Schädels, also in der Umgebung der Orbita, in der Stirn und in den Schläfen, während Schmerzen im Hinterhaupt aus diesem Anlaß nicht vorzukommen pflegen.

Kopfschmerzen, welche häufig auf die Augen bezogen werden, sind die Hemikranie, die Schmerzen bei Erkrankungen der Stirnhöhle und die Supraorbitalneuralgie.

Röntgenuntersuchung des Kopfes.

Wiewohl der praktische Arzt kaum je über einen Röntgenapparat verfügen wird und auch dann nicht selbständig eine Diagnose auf Grund des Röntgenbefundes stellen dürfte, sollen hier doch einige Bemerkungen über die Röntgendiagnose der Erkrankungen des Kopfes Platz finden, um auch dem praktischen Arzt einen Überblick zu verschaffen, wie weit es der Röntgendiagnostik gelungen ist, Licht in die Geheimnisse der Schädelerkrankungen und der damit verbundenen Kopfschmerzen zu bringen. Auch wird es für den Praktiker immerhin von Vorteil sein, wenn er dem etwa von anderer Seite erhobenen Röntgenbefunde nicht ganz fremd gegenübersteht.

Bei folgenden Erkrankungen, die zu Kopfschmerzen führen, kann die Röntgenuntersuchung positive Befunde liefern:

1. Bei Veränderungen in den äußeren Weichteilen,

2. bei Affektionen der pneumatischen Räume (der Nasennebenhöhlen, des Mastoids), der Augenhöhlen, der Zähne,

3. bei Veränderungen der Schädelkapsel und des intrakraniellen Inhalts.

1. Bei den Affektionen der äußeren Weichteile (Verdickungen, Narben) läßt sich nur selten mit Hilfe der Röntgenuntersuchung ein positiver Befund erheben, z. B. das Vorhandensein von schattengebenden Fremdkörpern (Projektilsplittern) oder von Luft (Pneumatokele extracranialis).

2. Bei den durch Erkrankungen der Nase und Nebenhöhlen hervorgerufenen Kopfschmerzen lassen sich am Röntgenbild nicht selten positive Röntgenbefunde feststellen, insbesondere Schleimhautschwellungen und Flüssigkeitansammlungen innerhalb der Nebenhöhlen bei akuter und chronischer Sinusitis. Die Retentionszysten (Mukokelen) und die Osteochondrome der Nebenhöhlen geben charakteristische Bilder. Destruktive oder hyperostitische Veränderungen der knöchernen Wände der Nebenhöhlen (Osteomyelitis, Perisinusitis ossificans) lassen sich zuweilen röntgenographisch zur Darstellung bringen.

3. Von den Abnormitäten der Schädelkapsel kommen in erster Linie die Größen- und Formanomalien für die Röntgendarstellung in Betracht, und zwar die abnorm großen, die abnorm kleinen und die deformierten Schädel. Wenn auch die Größen- und Formanomalien des Schädels meistens schon bei der Inspektion erkannt werden, lassen sie sich mit Hilfe der Röntgenographie in sinnfälligerer Weise ohne die störende Überdeckung durch Haare und äußere Weichteile zur Ansicht bringen. Bei den abnorm großen Schädeln stellt die Röntgenuntersuchung fest, ob es sich um eine durch Vergrößerung des Schädelinhaltes (Hydrocephalus, Hypertrophia cerebri) bewirkte Ausdehnung des Schädels handelt oder um eine durch generelle Hyperostose hervorgerufene Schädelverdickung (Pagetsche Ostitis, Akromegalie, Leontiasis). Auch für die Differentialdiagnose der verschiedenen Formen hydrozephaler Schädeldeformität gibt das Röntgenbild verwertbare Anhaltspunkte. Die zumeist mit nur geringer Vergrößerung des Schädelumfanges, hoher Stirn (Caput olympicum) und relativ dicker Schädelkalotte sowie mit Verkürzung der Schädelbasis einhergehende hereditär-luetische Form des Hydrocephalus, der durch Verdickung der Tubera frontalia und parietalia charakterisierte rachitische Hydrocephalus (Caput quadratum), endlich der ballonartige, durch kongenitale oder erworbene Verklebung des Aquaeductus Sylvii oder meningitische Verwachsungen an den Abflußstellen des Liquors hervorgerufene Stauungshydrocephalus kommen in praxi am häufigsten zur Beobachtung. Nur in seltenen Fällen ist eine der hydrozephalen analoge Schädelvergrößerung durch Hypertrophie des Gehirns bedingt.

Bei abnormer Schädelkleinheit läßt sich mit Hilfe des Röntgenbildes feststellen, ob die durch ein zu kleines Gehirn bedingte Mikrocephalia vera oder eine durch vorzeitige Nahtobliteration verursachte Schädelverengerung (Kraniostenose) vorliegt. Bei asymmetrischen oder anderweitig deformierten Schädeln (Turmschädel, Kahnschädel, Schiefschädel) ermöglicht die Röntgenuntersuchung zumeist die Feststellung der Ursache der Deformität, insbesondere ob es sich um eine belanglose Formvarietät oder um vorzeitige Verschließung einzelner Nähte oder gar um eine artefizielle Deformierung handelt.

Die bei Kraniostenose am Röntgenbild sichtbaren Knochenveränderungen sind, abgesehen von der Form- und Größenanomalie, die folgenden:

a) Fehlen aller oder einzelner Nähte,
b) meistens Verdünnung, nur selten Verdickung des Schädeldaches,

c) lokale Vortreibungen, zumeist der Gegend der großen Fontanelle und der Schläfengegend,
d) Verstärkung der Impressiones digitatae,
e) Deformierung der Schädelbasis, und zwar besonders ein abnormer Tiefstand der mittleren Schädelgrube.

Die beschriebenen Veränderungen, welche im Einzelfalle in recht verschiedenem Grade ausgeprägt sein können, sind teils als kongenitale Bildungsanomalie, teils als Folgeerscheinungen der durch das Mißverhältnis zwischen Hirngröße und Schädelfassungsraum bewirkten Hirndrucksteigerung zu betrachten. —

Lokale Deformitäten (Vorwölbungen oder Einsenkungen) der Schädelkapsel können mit Hilfe der Röntgenuntersuchung sinnfällig dargestellt und richtig gedeutet werden. Das Röntgenbild läßt die Unterscheidung von lokalen Verdickungen der Schädelkapsel (Exostosen, Hyperostosen bei Fibroblastom oder Sarkom) gegenüber lokalen Vortreibungen und Verdünnungen der Schädelwand (bei intrakranieller Drucksteigerung, bei lokalen Erkrankungen der intrakraniellen Gebilde, namentlich Hämatomen und Zysten der Meningen, Endotheliomen der Dura und Gliomen des Gehirns) durchführen. Auch ermöglicht zuweilen das Röntgenbild festzustellen, ob eine dem tastenden Finger als knochenharte Vorwölbung oder Verdickung der Schädelkapsel sich darbietende Prominenz einem Osteom oder aber einem Tumor der Weichteile (z. B. einem Fibrom) entspricht, unterhalb dessen der Schädelknochen intakt sein oder eine Druckusur aufweisen kann. Bei Vorhandensein von Vertiefungen oder Dellenbildungen der Schädelwand kann das Röntgenbild feststellen, ob eine belanglose Formvariante (z. B. Caput sulcatum, Bathrocephalie) vorliegt oder eine als Residuum einer Schädelverletzung aufzufassende Dellen- oder Defektbildung der Schädelwand. An dieser Stelle seien auch die durch benigne Geschwülste (Atherome, Dermoidzysten, Fibrome, Angiome) der äußeren Weichteile erzeugten scharfrandigen Absumptionen der Schädelkapsel erwähnt.

Von großer praktischer Bedeutung sind jene Röntgenbefunde, welche bei **Kopfschmerzen traumatischer Genese** erhoben werden können. Da die Schädelknochen eine geringe Tendenz zur knöchernen Verheilung zeigen, so können Kontinuitätstrennungen des Schädels oft genug monate- und selbst jahrelang nach dem Trauma röntgenographisch festgestellt werden. Gelegentlich zeigt das Röntgenbild derartige Verletzungsfolgen (Fissuren, Impressionsbrüche, intrakranielle Projektile) als Zufallsbefunde. Ein sehr eigenartiger Zufallsbefund, nämlich ein großer, scharfrandiger, unregelmäßig begrenzter Defekt, ergibt sich zuweilen bei der Röntgenuntersuchung von Patienten, die gelegentlich eines in der Jugend erlittenen, oft genug unbedeutenden und daher längst vergessenen Traumas eine Fissur des Schädels erlitten haben, die infolge des Vorhandenseins eines darunter liegenden Hämatoms nicht knöchern heilte, vielmehr allmählich sich zu einem Defekt von ansehnlicher Größe erweiterte. Schließlich können Kalk- oder Knocheneinlagerungen in vernarbten Blutergüssen des Gehirns oder der Meningen sowie die durch Verknöcherung eines traumatischen äußeren Cephalhämatoms (d. h. eines Blutergusses, der an der Außenfläche des Schädels subperiostal über einer Fissur zur Ausbildung kam) entstandenen, schalenartigen oder geschwulstähnlichen Verdickungen der Schädelwand zur Ansicht gelangen.

Wichtige Ergebnisse werden durch die Röntgenuntersuchung bei jenen Strukturveränderungen des Schädels zutage gefördert, die mit hartnäckigen Kopfschmerzen einhergehen, nämlich bei der Lues des Schädels, der Pagetschen Ostitis, der Akromegalie, den benignen und malignen Geschwülsten sowie den Tumormetastasen des Schädels. Die Osteoperiostitis luetica stellt sich als fleckige Osteoporose größerer Bezirke der Schädelkalotte oder als Unebenheit der Schädelaußenfläche („wie von Mäusen angenagt") dar; seltener sieht man netzartig verzweigte, den Diploekanälen entlang verlaufende Aufhellungen oder ausgedehnte Sequestrierung des Schädeldaches. Gummen präsentieren sich als lochartige, öfters nierenförmig konturierte, teils die äußere Schädellamelle, teils die ganze Knochendicke einnehmende Defekte. Neben den destruktiven Veränderungen finden sich bei Syphilis stets auch reparatorische Veränderungen, nämlich Knochenneubildungen, die sich in Form von Verdichtungsherden oder Verdickung der Schädelwand am Röntgenbild erkennen lassen. Bei der tuberkulösen Ostitis des Schädels zeigt das Röntgenbild meistens einen solitären, lochartigen, unregelmäßig und unscharf konturierten Defekt, in dessen Umgebung der Knochen auf weite Strecken fleckig aufgehellt erscheint, entsprechend einer zumeist an der Innenfläche des Schädels weit ausgedehnten infiltrativen Zerstörung des Knochens durch das tuberkulöse Granulationsgewebe.

Die der Pagetschen Ostitis eigentümlichen Veränderungen sind auf dem Röntgenbild leicht erkennbar. Generelle Verdickung (bis zu 5 Zentimeter) und ballonartige Deformierung der Kalotte, vollständiger Umbau ihrer Knochenstruktur (Fehlen der äußeren und internen kompakten Lamellen, Fehlen der wabigen Diploestruktur und deren Ersatz durch fleckige Aufhellungen und sklerotische Inseln, wodurch ein an das „krause Haar der Neger" erinnerndes Bild zustande kommt), Verplumpung und Aufhellung des Schädelbasisskeletts, Impression des Bodens der hinteren Schädelgrube gegen das Innere des Schädels; das ist der pathognomonische Röntgenbefund des Pagetschen Schädels.

Unter den Geschwülsten der Schädelkapsel geben einerseits die mit Knochenneubildung einhergehenden Osteome, Osteochondrome und Osteosarkome, anderseits gewisse usurierende Geschwülste, nämlich die Hämangiome und die Cholesteatome, charakteristische Bilder; die Angiome erzeugen lokale Erweiterung der Gefäßkanäle, die Cholesteatome kreisförmige, von einem sklerosierten Rand umrahmte Aufhellungen. In ähnlicher Weise präsentieren sich zuweilen auch die durch abnorm große Pacchionische Gruben verursachten Verdünnungen und Vorwölbungen der Schädelkapsel auf der Höhe des Scheitels vor oder hinter der Kranznaht. Diese Stellen können exzessive lokale Schmerzempfindlichkeit verursachen. Von Interesse sind die gelegentlich bei intensiven, entlang einer Linie lokalisierten Schmerzen auffindbaren, einer tiefen Venenfurche entsprechenden Vertiefungen der Schädelinnenfläche.

Von besonderer praktischer Bedeutung sind schließlich die bei hirndrucksteigernden Prozessen sich ergebenden Röntgenbefunde. Die bei Hydrocephalie und Kraniostenose vorhandenen Röntgensymptome wurden bereits erwähnt. Hier sollen die bei Tumoren des Schädelinnern vorkommenden röntgenographisch erkennbaren Veränderungen des Schädels und der intrakraniellen Weichteile beschrieben werden. Was zunächst die intrakraniellen Weichteile betrifft, so präsentieren sie sich auf dem Röntgenbild nur dann, wenn Verkalkung oder Verknöcherung innerhalb der Geschwulst vorhanden ist. Da im Schädelinnern die Vorbedingung von Verkalkungen in den Geweben, nämlich die Verlangsamung der Blutzirkulation infolge des Einschlusses des Gehirns in einer engen Knochenkapsel, stets, namentlich aber bei Vorhandensein einer raumbeengenden Affektion gegeben ist, so ist es begreiflich, daß alle Arten von Geschwülsten des Schädelinnern häufig Verkalkung oder Verknöcherung aufweisen. Aus der Lokalisation und Verteilung der Verkalkungen kann sich zuweilen am Röntgenbild nicht bloß der Sitz, sondern auch der Typus der Geschwulst diagnostizieren lassen. So geben beispielsweise baumartig verästelte Schattenstreifen verkalkter Blutgefäße von Hämangiomen ein ganz eigenartiges Bild; aber auch die welligen Kalkstreifen in Gliomen, die wolkigen oder netzartigen Verkalkungen von Endotheliomen, die kugeligen Schattenmassen von Psammomen der Plexus chorioidei.

die schalenförmigen Schatten von verkalkten Aneurysmen der basalen Hirnarterien geben wichtige diagnostische Behelfe. Die genannten Verkalkungstypen lassen sich röntgenographisch zumeist ohne Schwierigkeiten von sonstigen intrakraniellen Verkalkungen, die nicht Tumoren angehören, unterscheiden, z. B. von den sogenannten Falxosteomen oder den „Hirnsteinen", d. h. verkalkten Hirnnarben in Blutungs-, Erweichungs- und Entzündungsherden des Gehirns.

Unter den bei raumbeengenden Prozessen des Schädelinnern vorkommenden Veränderungen der Schädelkapsel sind am Röntgenbild am besten die durch verstärkte Impressiones digitatae verursachten fleckigen Aufhellungen und die erhöhten Juga cerebralia entsprechenden Verdichtungen des normalerweise gleichmäßig getönten Schattens der Schädelwand erkennbar. Wenn auch aus dem Vorhandensein der genannten Zeichen intrakranieller Drucksteigerung keine Angaben über die Zeit ihrer Entstehung gemacht werden können, ebensowenig die Frage beantwortet werden kann, ob im Zeitpunkt der Untersuchung das in den Druckusuren der Schädelwand sich manifestierende Mißverhältnis zwischen Schädel und Gehirn noch besteht, läßt sich unter Zuhilfenahme der Anamnese und des klinischen Befundes doch meistens die Dignität des Röntgenbefundes richtig einschätzen. Von sonstigen Zeichen intrakranieller Drucksteigerung sind noch die folgenden auf dem Röntgenbild erkennbar: die Sprengung der Nähte, die Vertiefung der Furchen der venösen Sinus und der Pacchionischen Gruben sowie die Erweiterung der Kanäle des diploetischen Venennetzes, an der Schädelbasis die Verdünnung und Verdrängung der Lamina cribrosa, die Usur der Sella turcica, die Ausweitung der Canales optici und Meatus auditorii interni sowie der übrigen Gefäß- und Nervenkanäle, endlich die kleinen Hirnhernien entsprechenden, lochartigen Usuren des Bodens der vorderen und mittleren Schädelgrube. Außer den durch die generelle Hirndrucksteigerung hervorgerufenen Veränderungen können oft genug auch Lokalzeichen intrakranieller Geschwülste röntgenographisch dargestellt werden, insbesondere Erweiterungen der Sella turcica bei Geschwülsten der mittleren Schädelgrube oder Druckusuren der Pyramiden bei Tumoren des Kleinhirnbrückenwinkels, ferner Verdünnungen, Vorwölbungen oder Defekte der Schädelkalotte bei Duraendotheliomen, bei Zysten oder Gliomen des Gehirns. Die als Lokalsymptom bei Endotheliomen nicht selten vorkommenden umschriebenen Hyperostosen der Schädelwand wurden bereits vorhin erwähnt.

In den letzten Jahren wurde für die Diagnose der hirndrucksteigernden Prozesse auch die Methode der Kontrastfüllung der zerebralen Liquorräume (Encephalographie und Ventrikulographie mit Hilfe von Luft oder Lipiodol ascendens) herangezogen. Aus der Form, Größe und Lage der mit dem Kontrastmittel sichtbar gemachten Hirnventrikel, basalen Zisternen und Arachnoidalräume der Großhirnkonvexität kann das Vorhandensein und der Sitz von Abflußhindernissen des Liquors (Hydrocephalus internus occlusus oder communicans, Hydrops ex vacuo, d. h. Erweiterung der Liquorräume durch Schrumpfung des Gehirns oder Narbenzug) erschlossen werden. Form- und Lageveränderungen der Gehirnventrikel, Arachnoidalzysten infolge von Meningitis serosa cystica und generelle Erweiterungen der extrazerebralen Liquorräume lassen sich ebenso wie deren Verengerung oder Verdrängung in sinnfälliger Weise darstellen. Für die Diagnose von Folgezuständen nach Verletzungen des Gehirns, von Hirnabszessen, Hydrocephalus und Hirngeschwülsten ist die Encephalographie von unersetzlichem Werte.

Röntgenbehandlung der Kopfschmerzen.

Für die Röntgentherapie eignen sich die durch entzündliche Erkrankungen der äußeren Weichteile und der Nebenhöhlen bedingten Kopfschmerzen, die Neuralgien des Kopfes, die Migräne, die intrakraniellen Geschwülste und die anderweitigen hirndrucksteigernden Prozesse (Hydrocephalus, Kraniostenose). Der Erfolg der Röntgenbehandlung bei den Kopfschmerzen, die durch Hirndrucksteigerung bedingt sind, beruht wohl in erster Linie auf der Beeinflussung der Liquorproduktion; durch Herabsetzung der Liquorproduktion wird der Hirndruck erniedrigt. Nur in seltenen Fällen ist die Besserung des Kopfschmerzes auf Verkleinerung einer intrakraniellen Geschwulst . zurückzuführen; das trifft am ehesten für die Adenome der Hypophyse zu.

Was die Röntgenbehandlung der durch Hirntumoren bedingten Kopfschmerzen betrifft, so wurden am häufigsten günstige Erfolge bei den hartnäckigen Kopfschmerzen der Hypophysengeschwülste erzielt. Aber auch bei anderweitigen intrakraniellen Tumoren, die nicht lokalisiert oder nicht operiert werden können, läßt sich zuweilen der Kopfschmerz durch die Röntgentherapie günstig beeinflussen. Die Behandlung darf unter Beachtung entsprechender Vorsicht auch dann durchgeführt werden, wenn die Schädelhöhle nicht eröffnet ist. Wenn nach der ersten Bestrahlungsserie kein Erfolg eingetreten ist, so wird die Röntgenbehandlung abgebrochen. Bei günstiger Wirkung folgt eine Wiederholung nach 2 Monaten, später nach 3 Monaten.

Sachregister.

(C siehe auch K und Z, sowie umgekehrt.)

Abführkur 44, 61, 68
Ableitende Verfahren 62
Aconitin 63
Aderlaß 28, 29
Äquivalente (Migräne) 36, 38
Akromegalie 6, 81, 83, 86
Alkoholinjektionen 58
Alkoholismus 66
Allergischer Kopfschmerz 64
— Migräne 39, 41, 64
Allgemeininfektion 24
Aneurysmen 29
Anfallsweise Schmerzen 8, 33, 36, 39, 51
Angioparalytischer Kopfschmerz 26, 41, 48
— Zerebralkrisen 50
Angiospastischer Kopfschmerz 33, 41
Apoplexie 29
Arachnoidalzotten 6
Arteriosclerosis cerebri 26
Arthrosen der Kopfgelenke 11, 54
Askariden 69
Augenerkrankungen 74, 78
Aura 36
Azetonämie 67

Bang 56
Basilare Impression 11
Begehrungsneurose 12
Bienengift 61
Biliäre Migräne 42
Blutzirkulation 5
Breschet 5

Caput olympicum 81
— quadratum 81
Cephalhämatom 83

Chlorylen 63
Commotio 12
Contrecoup 11
Contusio cerebri 12

Dattner 19
Diabetes 67
Diät bei Migräne 43
Dolores nocturni 9
Doppelnadeln 19
Druckpunkte 7, 52, 54, 76, 77

Economo 22
Eingeweidewürmer 69
Elektrotherapie 45, 62
Embolie 27
Empyem 24
Encephalitis 21
—, eitrige 21
— epidemica 22
—, kindliche 22
—, nichteitrige 22
Endarteriitis luetica 30
Entgegenkommen der Organe 69
Enzephalographie 19, 85
Ermüdbarkeit 16
Erysipel 8, 16
Ethmoiditis 76

Fieberkopfschmerz 24
Flimmerskotom 36
Furunkel 8

Gallenblasenleiden 69
Ganglien 3
Ganglion Gasseri 58
Gefäßkopfschmerz 30
Gehirn s. auch Hirn
— 3

Gehirnschwellung 12
Generationsvorgänge 43
Geschwülste des Schädels 10
Gicht 67
Gichtische Migräne 42
Glykosurie 60
Granulationen 6, 32
Graviditätskopfschmerz 68
Grippe 24

Habitueller Kopfschmerz 74
Halbseitenschmerz 29, 41
Halsmassage 7
Halssympathicus 3
Harnsäurevermehrung 60
Hemikranie 36
Hirnabszeß 23
— -anämie 31
— -arterienembolie 27
— -blutung 28
— -drucksteigerung 19
— -hautentzündung 16
— -hyperämie 32
— -narben 85
— -steine 85
— -tumor 19
Hinterkopfschmerzen 54, 76
Höhenklima 44
Hormondrüsen 42, 65
Hydrocephalus 6, 19, 81, 86
Hyperämie 32
Hyperazide Migräne 42
Hyperglykämie 60
Hypermetropie 78
Hypertension 26
Hypertonie 20
Hypofunktion der Hypophyse 43
Hypoglykämie 67
Hypothyreotische Migräne 42
Hysterie 70, 71

Immenin 61
Impression, basilare 11
Influenza 24
Insektenstiche 8
Insolation 18
Insulin 60
Ischämische Schmerzen 25

Jodipinfüllung 18

Kahnschädel 81
Kalzium 27, 43, 45, 46, 65
Keilbeinhöhlenentzündung 76

Klima 44
Klimakterium 40
Kokaininjektion 59
Kommotionsneurose 12
Kopfgrippe 24
Kopfnerven 2
Kopfschmerz, allergischer 64
—, angioparalytischer 26, 48
—, angiospastischer 33, 41
—, arteriosklerotischer 26
— bei Augenerkrankungen 78
— — Erkrankungen der Hirnhäute 16
— — — der Schädelknochen 7
— — Fieber 24
— — Gefäßerkrankungen 25
— — Hirnabszeß 23
— — Infektionskrankheiten 23
— — inneren Erkrankungen 68
— — intrakraniellen Neubildungen 19
— — Nasenerkrankungen 74
— — Ohrenerkrankungen 77
— — Schädeltraumen 11
— — Stoffwechselerkrankungen 67
— — Weichteilerkrankungen 7
— — Zirkulationsstörungen 31
—, Gefäß- 30
—, Graviditäts- 68
—, habitueller 74
—, klimakterischer 40
—, menstrueller 68
—, Migräne- 36
— nach Enzephalographie 19
— — Lumbalpunktion 18
—, neuralgischer 51
—, neurasthenischer 73
—, neuritischer 51
—, postmigränöser 40
—, psychogener 69
—, psychoneurotischer 69
—, rheumatischer 7
—, toxischer 66
—, vasomotorischer 30, 31
Kopfschwarte 7
Kraniostenose 8, 81, 86
Kupierung des Anfalles 47
Kurzwellen 62

Leberleiden 69
Lipojodolfüllung 18
Liquorzirkulation 5
Luetische Erkrankung 9

Lufteinblasung 16, 18, 86
Lumbalanästhesie 18
— -punktion 18
Luminal 46

Magenerkrankungen 69
Magnesiumperhydrol 44
Magnetisieren 72
Malaria 25, 61
Malum suboccipitale 56
Massage, Technik der 7
Menière 33
Meningen 3, 12
Meningismus 17
Meningitis 16
Menstrueller Kopfschmerz 68
Metamorphopsien 38
Migräne 36
— ophthalmoplégique 38
Mikrokephalie 8
Moloid 46
Myalgische Migräne 42

Nasenerkrankungen 74
Nebenhöhlenentzündung 75
Neuralgia nocturna 52
Neuralgischer Kopfschmerz 51
Neurasthenischer Kopfschmerz 73
Neuritis 51
Neuritischer Kopfschmerz 51
Neurose 12
Nikotinismus 66
Nitrite 41, 48, 66
Novokaininjektion 59

Obstipation 67
Ohrenerkrankungen 77
Okzipitalneuralgie 54
Osteoperiostitis 9
Ostitis deformans (Paget) 6, 10, 81, 83
Otalgie 77
Oxalurie 67

Pacchionische Granulationen 6, 32
Paget 6, 10, 81, 83
Parathormon 43
Parathyreoidea 43, 63
Peptone 46
Persuasion 72
Phlegmone 8
Physikalische Therapie 62
Plagiozephalie 8
Poliomyelitis 24

Polyarthritis 25
Postinfektiöse Neuralgien 61
Postmigränöser Kopfschmerz 40
Prodrome 36
Proteinkörpertherapie 46, 62
Psychoanalyse 72
Psychogener Kopfschmerz 69
Psychoneurotischer Kopfschmerz 69
Psychotherapie 48, 72, 74
Pyramidon 47

Quaddeln 60, 62
Quincke 34, 49

Reflektorische Migräne 42
Refraktionsfehler 78
Rentenneurose 12
Rheumatische Kopfschmerzen 7, 55
Röntgenbehandlung 86
— -bestrahlung 8, 15, 16
— -untersuchung 80
Rote Migräne 41, 48

Schiefschädel 8, 81
Schlaflosigkeit 15
Schleiergefühl 73
Sensibilitätsausfälle 29
Sepsis 24
Sexualleben 74
Siebbeinentzündung 76
Sinusthrombose 28
Skaphozephalie 8
Stirnhöhlenerkrankungen 75
Stoffwechselerkrankungen 67
Suppositorien 47
Supraorbitalneuralgie 54
Sympathikotonische Migräne 41

Technik der Halsmassage 7
Thrombose 25, 27, 28
Thyreoidin 42
Tophus 9
Toxischer Kopfschmerz 66
Transsudation der Meningen 12
Traumatische Genese 82
— Neurose 12
Trigeminus 4
— -neuralgie 54, 58, 86
Trotzreaktion 14
Tuberkulose der Schädelknochen 10
Tuberkulotoxische Meningitis 17
Tumoren 10, 19

Turmschädel 6, 8, 81, 86
Turricephalie 6, 8, 81, 86,
Typhus 24

Überempfindlichkeit 37, 39
Überlagerung 14, 70

Vagotonische Migräne 41
Vakzinen 62
Vakzineurin 62

Vasodilatation 41
Vasomotorischer Kopfschmerz 30
Ventrikulographie 85
Verwachsungen 12

Weiße Migräne 41
Wunderheilungen 59

Zentrale Schmerzen 3, 29
Zerebralkrisen 50
Zirkulation im Schädelinnern 5

Verlag von Julius Springer, Wien und Berlin

Bücher der Ärztlichen Praxis

Band 1: **Die Anfangsstadien der wichtigsten Geisteskrankheiten.** Von Prof. Dr. **A. Pilcz.** Mit 3 Abb. 62 S. RM 1,70
Band 2: **Der Schlaf, seine Störungen und deren Behandlung.** Von Prof. Dr. **O. Marburg.** Mit 3 Abb. 52 S. RM 1,50
Band 3: **Die akute Mittelohrentzündung.** Von Prof. Dr. **O. Mayer.** Mit 3 Abb. 52 S. RM 1,50
Band 4: **Diphtherie und Anginen.** Von Prof. Dr. **K. Leiner** und Dr. **F. Basch.** Mit 1 Abb. 84 S. RM 2,50
Band 5: **Krämpfe im Kindesalter.** Von Prof Dr. **J. Zappert.** 54 S. RM 1,60
Band 6: **Glykosurien, renaler Diabetes und Diabetes mellitus.** Von Priv.-Doz. Dr. **H. Elias.** Mit 6 Abb. und 1 Taf. 94 S. RM 2,60
Band 7: **Die Behandlung der Verrenkungen.** Von Prof. Dr. **C. Ewald.** Mit 16 Abb. 44 S. RM 1,50
Band 8: **Die Behandlung der Knochenbrüche mit einfachen Mitteln.** Von Prof. Dr. **C. Ewald.** Mit 38 Abb. 102 S. RM 2,80
Band 9: **Gelbsucht.** Von Priv.-Doz. Dr. **A. Luger.** 99 S. RM 2,60
Band 10: **Störungen in der Frequenz und Rhythmik des Pulses.** Von Prof. Dr. **E. Maliwa.** Mit 4 Abb. 82 S. RM 2,60
Band 11: **Die Menstruation und ihre Störungen.** Von Prof. Dr. **J Novak.** Mit 6 Abb. 98 S. RM 3,—
Band 12: **Darmkrankheiten.** Von Priv.-Doz. Dr. **W. Zweig.** 162 S. RM 4,60
Band 13: **Säuglingsernährung.** Von Prof. Dr. **A. Reuss.** Mit 8 Abb. 104 S. RM 3,—
Band 14: **Komatöse Zustände.** Von Priv.-Doz. Dr. **V. Kollert.** 51 S. RM 1,60
Band 15: **Diathermie, Heißluft und künstliche Höhensonne.** Von Priv.-Doz. Dr. **P. Liebesny.** Mit 30 Abb. 80 S. RM 2,80
Band 16: **Einführung in die Orthopädie für den praktischen Arzt.** Von Priv.-Doz. Dr. **G. Engelmann.** Mit 44 Abb. 94 S. RM 3,40
Band 17: **Sprach- und Stimmstörungen (Stammeln, Stottern usw.).** Von Prof. Dr. **E. Fröschels.** Mit 16 Abb. 71 S. RM 2,40
Band 18: **Hausapotheke und Rezeptur.** Von Prof. Dr. **L. Kofler** und Priv.-Doz. Dr. **A. Mayerhofer.** Mit 33 Abb. 192 S. RM 6,60
Band 19: **Die Nierenerkrankungen.** Von Priv.-Doz. Dr. **Hermann Kahler.** Mit 2 Abb. 104 S. RM 3,20
Band 20: **Magenkrankheiten.** Von Prof. Dr. **H. Schur.** Mit 8 Abb. 223 S. RM 6.60
Band 21: **Kosmetische Winke.** Von Prof. Dr. **O. Kren.** Mit 14 Abb. 141 S. RM 4,80
Band 22: **Allgemeine Therapie der Hautkrankheiten.** Von Priv.-Doz. Dr. **A. Perutz.** 131 S. RM 4,50
Band 23: **Lungen- und Rippenfellentzündung.** Von Prof. Dr. **K. Reitter.** Mit 4 Abb. 47 S. RM 2,—
Band 24: **Krampfadern.** Von Priv.-Doz. Dr. **L. Moszkowicz.** Mit 6 Abb. 34 S. RM 2,—
Band 25: **Die Differentialdiagnose der richtigen Augenkrankheiten und Augenverletzungen.** Mit einem Anhang über die Brillenbestimmung. Von Prof. Dr. **V. Hanke.** Mit 19 Abb. u. 3 Taf. 108 S. RM 4,—

(Fortsetzung auf der IV. Umschlagseite)

MIX
Papier aus verantwortungsvollen Quellen
Paper from responsible sources
FSC® C105338

If you have any concerns about our products,
you can contact us on
ProductSafety@springernature.com

In case Publisher is established outside the EU,
the EU authorized representative is:
**Springer Nature Customer Service Center GmbH
Europaplatz 3, 69115 Heidelberg, Germany**

Printed by Libri Plureos GmbH
in Hamburg, Germany